中国中医科学院教授、首都国医名师、全国名中医　余瀛鳌

大 众 健 康 读 物 资 深 策 划　采薇

主编

这本书能让你

控制血糖

全面阻击糖尿病并发症

②

中国轻工业出版社

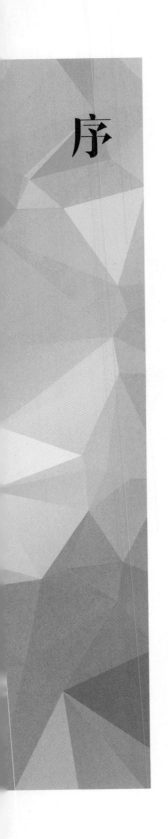

序

　　随着我国人口老龄化与生活方式的变化，糖尿病从少见病变成一种"流行病"，我国成人2型糖尿病患病率已达10%以上。因此，糖尿病的预防和治疗也是大众健康教育的重点。

　　2017年1月，我们在中国轻工业出版社出版了《这本书能让你控制血糖》，从饮食、运动、药物、心理、按摩保健等不同角度讲解了糖尿病的防治方法，但对于糖尿病最为致命的并发症，因篇幅有限，没有展开讲解。为此，我们又专门为预防糖尿病并发症整理编辑了一本科普图书。这本书从糖尿病最为常见的高血压、高脂血症、肾病、眼病、足病、神经病变等慢性并发症，以及低血糖、酮症酸中毒、高渗透状态等急性并发症入手，按病症分章，详细讲解预防方法以及发生后如何治疗和调养，让糖尿病患者认识并发症的危害，积极预防，配合治疗，提高生活质量。防住了并发症，糖尿病也就没有那么可怕了。本书作为上一本的补充，合并起来一起阅读学习，对糖尿病的整体防治更为有用。

　　在编写过程中，我们主要参考了中华医学会糖尿病学分会颁布的《中国糖尿病防治指南（2017）》，以保证数据、诊断标准、治疗建议、用药参考等方面的准确性；同时，又避免大量出现普通大众难以理解的纯医学表述，增加了丰富的生活细节内容。本书最大的特色就是关注日常生活中"该怎么做、不该怎么做"，让患者能真正得到生活上的指导和帮助，把具体措施落到实处。愿所有糖尿病患者能积极乐观，做到疾病可防可控，精心养护，使自己少受罪、亲人少担心！

编者

2020年7月

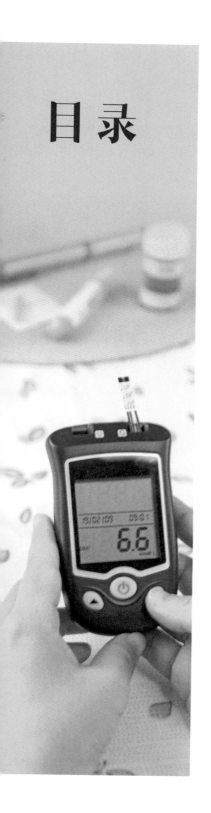

目 录

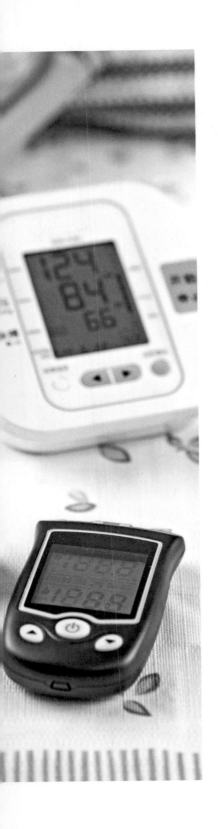

第二章

保持健康体重，
简单长效的防治法

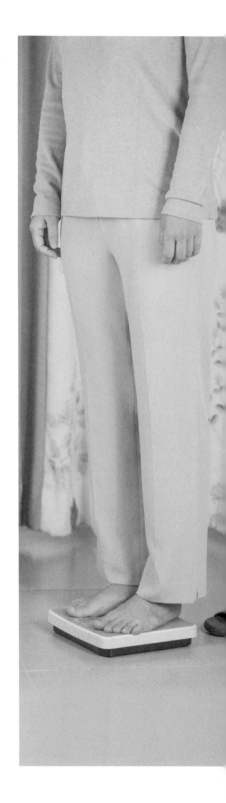

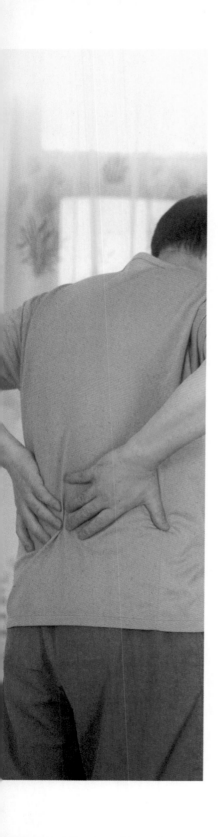

第三章

加强调护，
有效阻断糖尿病肾病

第四章
别让并发症损伤了
我们的眼睛

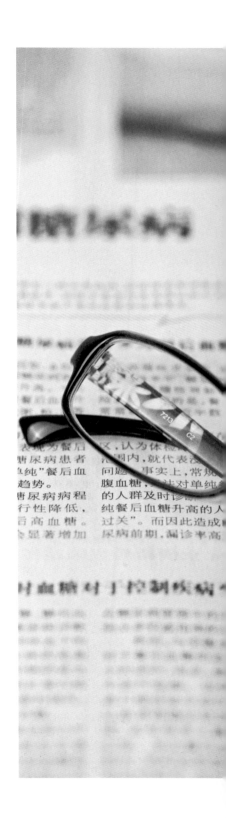

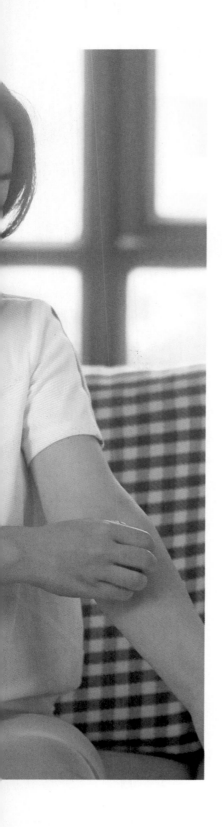

第五章

在神经病变出现前，
做好及时监测

提防容易被"染趾"的糖尿病足

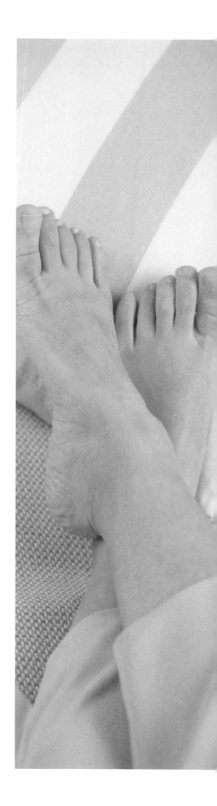

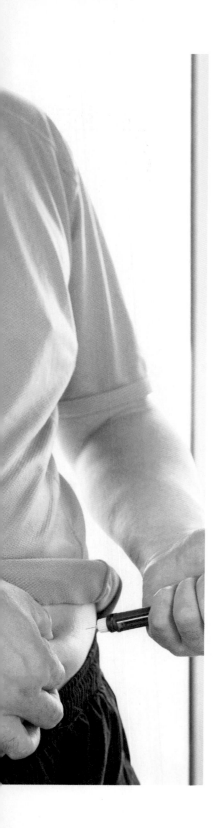

第七章 糖尿病急性并发症的防治

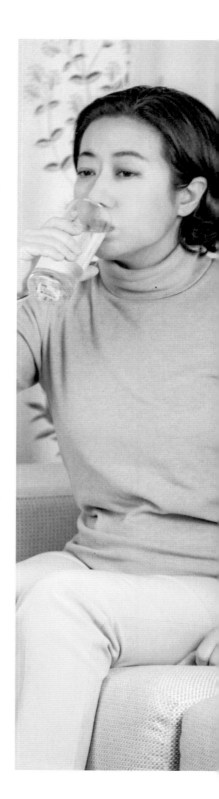

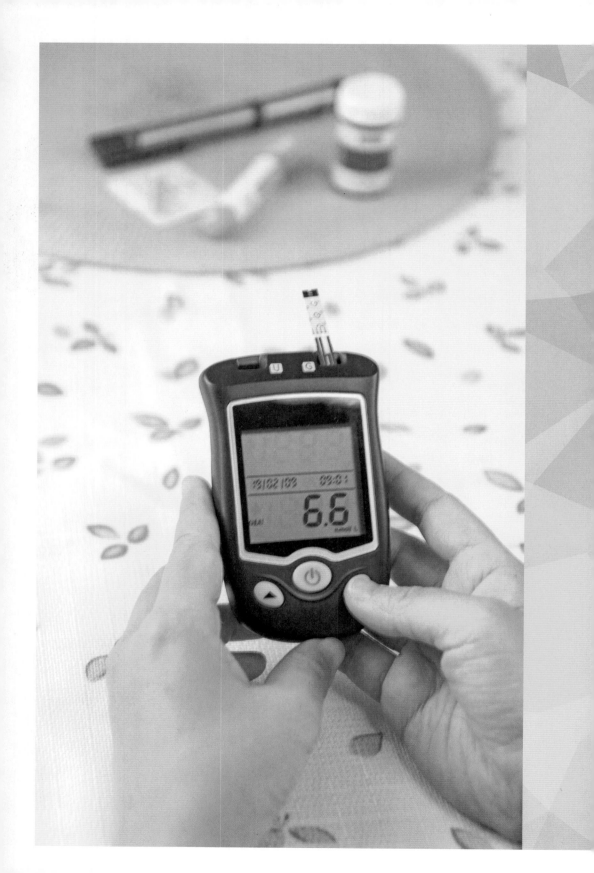

开篇 患糖尿病越久，越要提防并发症

对于糖尿病患者来说，高血糖可能并不会带来明显不适，人体长期处于高血糖状态下而导致的各类并发症，才是糖尿病真正的可怕之处。因此，在血糖指标达标的同时，还要综合调控其他多项指标，积极防范并发症的发生。

糖尿病并发症
才是真正的危险因素

控制血糖的目的
就是严防并发症

对于糖尿病患者来说，高血糖并不致命，真正的危险是由于长期高血糖引起的多种并发症。

糖尿病并发症种类很多，是目前已知并发症最多的一种疾病。糖尿病死亡者有一半以上是心脑血管病所致，10%是糖尿病肾病所致，因糖尿病而截肢者是非糖尿病截肢者的10～20倍。临床数据显示，糖尿病发病后10年左右，有30%～40%的患者至少会发生一种并发症，且有些并发症一旦发生，药物治疗很难逆转。因此，尽早预防糖尿病并发症应引起糖尿病患者的高度重视。

如果不能控制好血糖，任其发展，则容易引发冠心病、脑血管病、下肢血管病变等大血管并发症，以及糖尿病肾病、糖尿病视网膜病变等微血管并发症等，或低血糖、酮症酸中毒、高渗性昏迷等急症，严重时会危及生命。

控制好血糖能预防及延缓并发症的发生，延长生命，提高生存质量，降低致残及死亡率。

急性并发症
和慢性并发症

根据糖尿病并发症发病的急缓以及病理上的差异，可将其分为急性和慢性两大类。

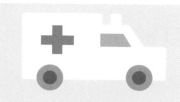

糖尿病急性并发症

急性并发症包括低血糖、糖尿病酮症酸中毒、高血糖高渗状态、乳酸性酸中毒等。如不及时救治，会有生命危险。

低血糖多是胰岛素治疗的副作用，导致血糖偏低。而其他急性并发症一般为多种原因引起的血糖急剧升高，使体内糖、脂肪和蛋白质代谢紊乱，以致机体水、电解质和酸碱平衡失调。

■低血糖
■糖尿病酮症酸中毒
■高血糖高渗状态

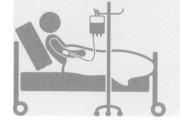

糖尿病慢性并发症

糖尿病慢性并发症是致残、致死的主要原因。主要包括以下病症。

❶ 大血管并发症：如冠心病、脑血管病和下肢血管病变等。

❷ 微血管并发症：如肾脏病变和眼底病变。

❸ 神经病变：包括负责感官的感觉神经，支配身体活动的运动神经，以及内脏、血管和内分泌功能的自主神经病变等。

慢性并发症的发生与很多因素有关，包括遗传、年龄、血糖控制水平、糖尿病病程以及其他心脑血管危险因素等。

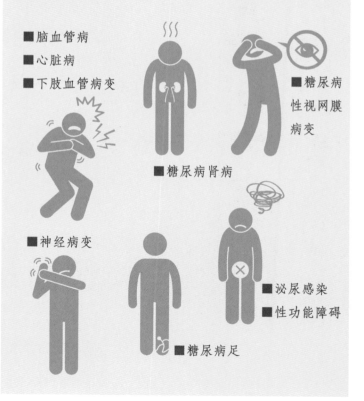

■脑血管病
■心脏病
■下肢血管病变
■糖尿病性视网膜病变
■糖尿病肾病
■神经病变
■泌尿感染
■性功能障碍
■糖尿病足

糖尿病的综合控制方案

患糖尿病越久，越要提防并发症

2型糖尿病综合控制目标

2型糖尿病理想的综合控制目标应个体化，视患者的年龄、病程、预期寿命、并发症病情严重程度等进行综合考虑。

糖尿病综合控制目标

检测指标		目标值
血糖（毫摩尔/升）	空腹	4.4~7.0
	非空腹	<10.0
糖化血红蛋白（%）		<7.0
血压（毫米汞柱）		<130/80
血清总胆固醇（毫摩尔/升）		<4.5
高密度脂蛋白胆固醇（毫摩尔/升）	男性	>1.0
	女性	>1.3
甘油三酯（毫摩尔/升）		<1.7
低密度脂蛋白胆固醇（毫摩尔/升）	未合并冠心病	<2.6
	合并冠心病	<1.8
体质指数		<24.0
尿白蛋白/肌酐比值	男性	<2.5
	女性	<3.5
尿微量白蛋白排泄率		<20微克/分钟（30.0毫克/天）
主动有氧运动（分钟/周）		≥150

以上数字摘自《中国糖尿病防治指南（2017）》

16

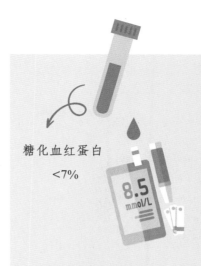

"糖化血红蛋白"是重要指标

血糖控制应根据空腹血糖、餐后2小时血糖以及糖化血红蛋白水平综合判断。

"糖化血红蛋白"反映了患者近8～12周的平均血糖水平，且不受饮食、运动、胰岛素使用等因素的影响。大多数2型糖尿病患者糖化血红蛋白应控制在<7%。这也是针对2型糖尿病患者启动临床治疗或调整治疗方案的重要判断标准。

病程较短、比较年轻、无并发症、未合并心脑血管疾病、无低血糖或其他不良反应的2型糖尿病患者，糖化血红蛋白应控制在<6.5%。年龄超过70岁者可适当放宽至7.5%。

降糖、降压、降脂，一个都不能少

糖尿病与高血压、高血脂都属于代谢障碍性疾病，往往相伴而生，同时发病，所以又被统称为"三高"。

对于糖尿病病程较长、年龄较大且具有多个心血管危险因素，或已经发生过心血管疾病的人群，单靠强化血糖控制对降低心血管事件和死亡发生风险效应较弱。而采用降压、调脂及阿司匹林联合治疗，可以预防心脑血管疾病和糖尿病微血管病变的发生，降低2型糖尿病患者再次发生心脑血管事件和死亡的风险。因此，在糖尿病控制目标中，血压、血脂的控制标准比正常人更为严格。

糖化血红蛋白（HbA1c）与平均血糖关系对照表

糖化血红蛋白 HbA1c（%）	平均血浆葡萄糖水平（毫摩尔/升）
6	7.0
7	8.6
8	10.2
9	11.8
10	13.4
11	14.9
12	16.5

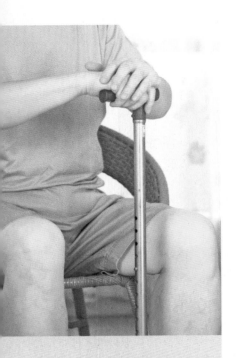

综合控制目标的人群差异

临床研究及长期随访显示，处于糖尿病早期阶段的患者，严格控制血糖可以显著降低糖尿病微血管和大血管病变的发生风险。

年轻、病程短、无并发症的2型糖尿病患者

此类患者应及早、严格达到"糖尿病综合控制目标"（见第16页），建议保持糖化血红蛋白<6.5毫摩尔/升，以最大限度地延缓糖尿病并发症的发生。

病程较长、年龄在60~70岁、无明显心脑血管疾病和低血糖的2型糖尿病患者

此类患者年龄较大，整体代谢状态相对中青年人有所减缓，血管轻微老化，血糖控制可以在符合"糖尿病综合控制目标"的前提下有所宽松。建议保持糖化血红蛋白<7毫摩尔/升。

70岁以上合并有心脑血管疾病或经常出现低血糖的老年糖尿病患者

此类患者必要时可适当放宽综合控制目标。只要日常活动正常，没有明显不适症状和并发症，血糖、血压等目标适当放宽反而比较安全，以防止严重低血糖的发生而影响心脑功能。如果已经发生过低血糖的老年患者，血糖目标应适当放宽（详见第173页）。

70岁以上老年人的控制目标

■空腹血糖：7~9（毫摩尔/升）
■餐后2小时血糖：8~11.1
　　　　　　　　（毫摩尔/升）
■糖化血红蛋白：7%~7.5%
■血压：140/100~150/100
　　　　　　　　（毫米汞柱）

有严重低血糖史、有显著的微血管或大血管并发症，或有严重合并症、糖尿病病程很长，经各种治疗仍很难达到常规治疗目标者，糖化血红蛋白<9%即可。

不少病情较轻的老年糖尿病患者，仅用二甲双胍和α-糖苷酶抑制剂，不需胰岛素等药物，血糖即达到正常，也不会引起低血糖反应，这类人血糖控制目标可接近正常范围。

改善生活方式
是防病的必要措施

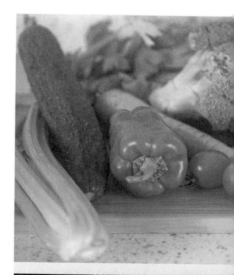

在治疗的同时，配合生活方式的调整改变对预防糖尿病并发症也十分有效。尤其是早期糖尿病患者，如能有效加强饮食控制和运动，确保生活方式的改变并能够长期坚持，糖尿病并发症的发生风险就会大大降低。

❶ 维持健康体重：超重或肥胖者体质指数（BMI）应达到或接近24，或体重至少下降7%左右。消瘦者应通过合理的营养计划达到并长期维持理想体重。

❷ 控制饮食：每日饮食总热量至少减少400~500千卡（1千卡＝4.19千焦），但饮食需营养均衡。控制糖、盐、脂肪、碳水化合物的摄入，摄入优质蛋白，少吃辛辣油腻，不喝含糖饮料，戒烟，限酒。

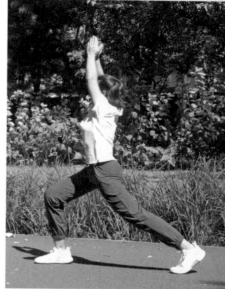

❸ 合理运动：中等强度体力活动至少保持在每周150分钟以上。

❹ 自我血糖监测：定期去医院检查心脑血管、眼底、肾脏等，最大限度地早发现、早治疗并发症。对已出现严重糖尿病慢性并发症者，应至相关专科治疗。

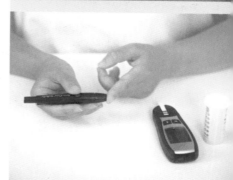

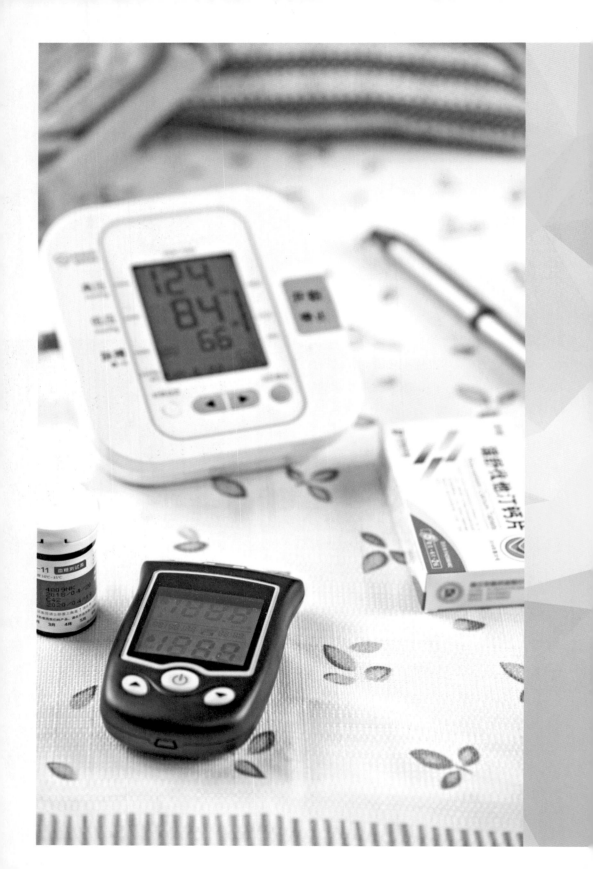

第一章

在控糖的同时，管理好血压和血脂

高血压、高血脂常常与高血糖相伴而生，互相作用和影响，也是人体代谢障碍的综合体现。因此，糖尿病患者在控制血糖的同时，一定要兼顾控制血压和血脂，避免发生心脑血管系统并发症。

什么是"代谢综合征"

代谢综合征是一组以肥胖、高血糖、血脂异常以及高血压等聚集发病、严重影响机体健康的临床症候群，是一组在代谢上相互关联的危险因素的组合，这些因素直接促使了动脉硬化疾病的发生。

代谢综合征有以下特征。具备其中3项即为代谢综合征。

① 腹型肥胖（即中心型肥胖）：腰围男性≥90厘米，女性≥85厘米

② 高血糖：空腹血糖≥6.1毫摩尔/升或餐后2小时血糖≥7.8毫摩尔/升者，以及已确诊为糖尿病并治疗者

③ 高血压：血压≥130/85毫米汞柱，以及已确认为高血压并治疗者

④ 血脂异常1：空腹甘油三酯（TG）≥1.70毫摩尔/升

⑤ 血脂异常2：空腹高密度脂蛋白胆固醇（HDL-C）<1.04毫摩尔/升

有些标准中还包括微量白蛋白尿、高尿酸血症及促炎症状态增高及促血栓状态增高。这些成分聚集出现在同一个体中，会使机体健康不断恶化。

血压、血脂对糖尿病的影响

"三高"是同源性疾病

心脑血管疾病是糖尿病最为常见的并发症，包括冠心病、脑血管病。与非糖尿病人群相比，糖尿病患者发生心脑血管疾病的风险增加2~4倍。

人体遗传肥胖、缺乏运动等因素对脂代谢、糖代谢都有影响，血糖、血脂、血压相互影响并相互作用，同时发病或相继发病。正是由于糖尿病、高血压、高脂血症有相似的危险因素，常常相伴而生，所以，三者被认为是"同源性疾病"，统称为"代谢综合征"或"三高"。

在治疗糖尿病的过程中，不能只看血糖控制的情况，还要控制好体重、血压和血脂，才能有效地全面改善代谢综合征，避免并发或加重心脑血管系统疾病。

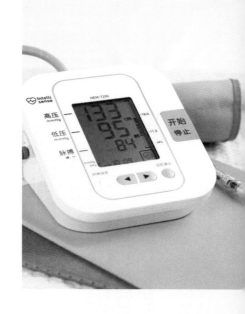

糖尿病确诊以后，至少应每年评估心脑血管病变的风险因素。

评估的内容包括：

■ 年龄
■ 心血脑管病现病史及既往史
■ 有无心脑血管风险因素（吸烟、高血压、血脂异常）
■ 肥胖（特别是腹型肥胖）
■ 早发心脑血管疾病的家族史
■ 肾脏损害（尿白蛋白排泄率增高等）
■ 心房颤动（可导致卒中）

综合控制效果好

临床证据显示，单单严格控制血糖，对降低2型糖尿病患者发生心脑血管疾病及其导致的死亡风险作用有限，特别是那些病程较长、年龄偏大和已经发生过心脑血管疾病或伴有多个心脑血管风险因素的患者。但是，对多重危险因素的综合控制可显著改善糖尿病患者心脑血管病变和死亡发生的风险。

因此，对糖尿病大血管病变的预防，需要全面评估和控制心脑血管疾病风险因素（高血糖、高血压和血脂异常），并进行适当的抗血小板治疗。

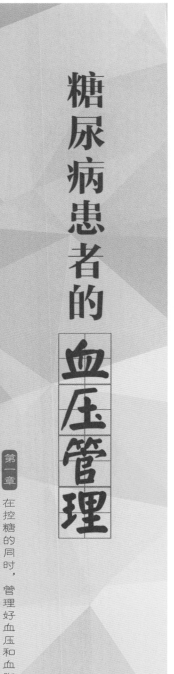

糖尿病患者的**血压管理**

做好血压监测

糖尿病合并高血压患者为糖尿病患者的30%～80%，发生率极高。1型糖尿病患者出现的高血压常与肾脏损害相关，而2型糖尿病患者合并高血压通常是多种心脑血管代谢危险因素并存的表现，高血压也可出现在糖尿病发生之前。

糖尿病与高血压的并存使心血管病、脑血管病、糖尿病肾病、下肢血管病变及糖尿病视网膜病变的发生和进展风险明显增加，也增加了糖尿病患者的死亡率。所以，糖尿病患者应及早开始重视血压状况。

糖尿病患者在监控血糖的基础上，还应自备家用血压计，经常测量血压。如果血压经常超过140/90毫米汞柱，需及时进行降压药物治疗，不可放任血压长期超标。否则，不仅会诱发心脑血管急症发作，还会引起糖尿病肾病、糖尿病下肢血管病变、糖尿病足等慢性并发症，甚至危及生命。

鉴于糖尿病患者易出现夜间和清晨高血压现象，建议患者在有条件的情况下进行24小时动态血压监测，便于有效地进行血压管理。

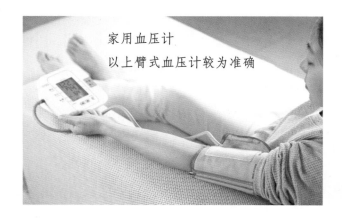

家用血压计
以上臂式血压计较为准确

并发高血压者
应强化血压控制

生活方式干预是控制高血压的重要手段，主要包括健康教育、合理饮食、规律运动、戒烟限盐、控制体重、限制饮酒、心理平衡等。糖尿病患者的血压水平如果超过120/80毫米汞柱，即应开始生活方式干预，以预防高血压的发生。

控制高血压可显著降低糖尿病并发症发生、发展的风险。因此，对于糖尿病患者来讲，血压标准比正常人更严格一些。

非糖尿病患者：血压<140/90毫米汞柱

糖尿病患者：血压<130/80毫米汞柱

老年或伴严重冠心病的糖尿病患者，考虑到血压过低会对患者产生不利影响，可采取相对宽松的降压目标值，血压控制目标可放宽至<140/100毫米汞柱~150/100毫米汞柱。

这样测的血压不准

■ 姿势不正确：测量血压时坐姿没有保持一种舒适、放松的状态，或袖带和心脏位置没有保持水平。

■ 衣服太厚：隔着厚衣服测血压，再好的血压计也难以精准测量。

■ 没有休息：在测量血压前没有充分休息，或处于刚刚活动完、刚吃饱饭的状态，此时测血压容易不准，应安静30分钟后再测。

■ 刺激性事物：在心情紧张（如在医院）、生气、高强度运动、抽烟、喝酒、饮浓茶、咖啡之后半小时内测的血压是不准的。

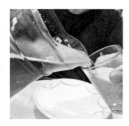
抽烟、喝酒之后半小时内

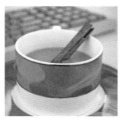
咖啡、浓茶饮后半小时内

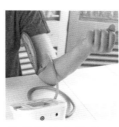
手部翘起未放平

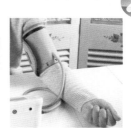
隔着厚衣服测量

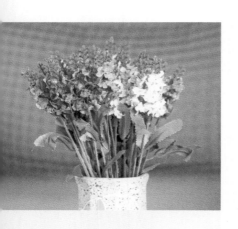

不急、不气，是养生大药

糖尿病、高血压都与人的精神心理因素密切相关。一方面，心理上的紧张焦虑、急躁愤懑与血压升高成正比，会促使高血压症状恶化和高血压急症。另一方面，着急、生气等情绪不稳定时，会引起血糖波动，血糖波动的危害甚至要大于高血糖。

人在情绪不稳定的状态下，血压可急升 30 毫米汞柱左右。如果有持续的不良情绪，会导致血压长期居高不下，药物治疗的效果也不会很好。反之，心里平静之后，血压往往恢复正常或有所下降。所以，保持血压稳定的良药是心态平和。

日常生活中，糖尿病患者尽量少着急、少生气，学会克制冲动、调节情绪、冷静思考、宽容大度、不走极端，让内心保持愉悦平和。

着急、生气时，你可以这样做

■离开现场：尽快远离让你生气的人、物或环境。

■讲理不骂人：摆事实，讲道理，注意风度和素质，有话好好说，不要骂战升级、出口成"脏"，激化矛盾。

■少说话：实在生气时，等3分钟再说话，言多必失，避免冲动之下说话不当，此时沉默是金。

■冷静思考：时刻提醒自己保持头脑清醒，换位思考，是否对方也有道理，以及如何应对才是有效的。

■转移话题：转移让人不愉快的话题，或用其他活动来转移注意力。

调整生活节奏，
不要压力过大

糖尿病患者最好能把生活和工作节奏都放慢一些，不要让自己压力过大。当心理和生理上源源不断地产生紧张和高压情绪，积累到一定程度，心力交瘁，不堪重负，高血压等心脑血管疾病就会随之而来。日常要科学合理地分配时间，把工作、生活的节奏安排好，保证休息和睡眠，避免出现长期赶时间、过度劳累的现象。

这对于中年糖尿病患者尤为重要，别给自己制订过高的目标，不把自己当成"超人"，应有所取舍，懂得适当放弃。这样做也许在名利上有所损失，但身体会给你更大的回报。

烟酒对血管是恶性刺激

吸烟伤害血管

吸烟能使血糖水平升高，并能降低胰岛素敏感性，从而导致糖尿病的发生、发展。吸烟还能引起血管内壁损伤，引发血压升高、动脉硬化，加重心脑血管、微血管病变及肝肾功能损害，不利于各种糖尿病并发症的控制。

吸烟耗血伤阴液，会加重糖尿病患者阴虚津亏、燥热口渴的症状，而戒烟后，这些常见症状会得到明显缓解和改善。

饮酒要限量

酒比起烟来，限制没有那么严格，不需要禁止，但应限量，不能酗酒贪杯。对于糖尿病患者来说，酒易生内热，加重燥渴和代谢异常，不利于血糖控制，而且长期大量饮酒会导致动脉硬化，加重高血压、糖尿病、冠心病等，并容易诱发心脑血管意外。大量饮酒还易造成酒精肝、肝硬化、酮症酸中毒等。

血糖控制较差、近期内发生过低血糖者，以及有严重的糖尿病并发症、肝功能损害、高脂血症和痛风者，应严格禁酒。

研究表明，吸一支烟后心率每分钟增加5~20次，收缩压增加10~25毫米汞柱。

每日酒精摄入量超过20毫升时，血压就会明显升高，而每日酒精摄入量超过80毫升时，高血压、脑卒中的发病率大幅增加。

饮酒每周不超过2次，每次应限量：

■ 白酒：男性＜75毫升，女性＜45毫升。

■ 红酒：男性＜250毫升，女性＜150毫升。

■ 啤酒：男性＜580毫升，女性＜350毫升。

空腹饮酒易造成低血糖、酮症酸中毒急性发作，非常危险，切忌！

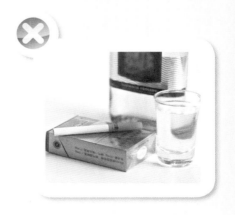

■养成定时排便的习惯。清晨是排便的敏感期，最好定时去厕所蹲一会儿。

■排便时间不要太长，一时排不出来不要心急，先起来休息，等有了便意再去排。有便意时不要憋着。

■不要坐在马桶上看书、刷手机，坐便时间过长会加重便秘。

■长时间蹲坐后突然站起容易发生危险。尤其是在血压"晨峰期"，老年人因排便而发生意外的现象十分常见。应切记动作"轻、缓、慢"。

■清晨空腹喝一杯温水，对便秘及高血压者有益。

■排便不畅时，搓热双手，围绕肚脐，顺时针方向按摩肚子，可促进排便。

■多吃些蔬菜、含糖量低的水果，如芹菜、西红柿、柚子、苹果等，不仅能降血压，还能促进排便、预防便秘。

积极预防便秘

糖尿病患者更容易发生便秘。这是由于长期高血糖，导致胃自主神经受损，使胃动力低下、胃排空延迟、肠胃功能紊乱造成的。

如果糖尿病还合并有高血压等心脑血管疾病者，在排便过度用力时容易造成血压急剧升高、心率加快，诱发心肌梗死、脑卒中等心脑血管病急性发作，危及生命。因此，糖尿病合并高血压者，尤其是老年患者，要特别重视保持大便通畅，避免排便时用力、憋气。

此外，长期服用的一些降压药物，如利尿剂、钙离子拮抗剂、血管紧张素转换酶抑制剂等，也容易诱发和加重便秘。如服药后便秘问题较严重，应及时咨询医生，是否考虑更换其他种类的降压药或服用促排便的药物。

饮食控盐，
降低高血压发病率

盐摄入超标是高血压的催化剂。糖尿病患者控制每日用盐量，是预防并发高血压的关键步骤。限盐除了有助降压，并增强降压药的作用外，还能减轻心脏和肾脏负担，缓解水肿现象，尤其是伴有水肿、肾病者，更应重视。

每天摄入盐最好不要超过 6 克，而高血压较严重者最好能控制在4克以内。

计算每日盐的摄入量时，要把加工食物和调味品中的盐都算进去。包括酱油、味精、麻酱等调味品以及咸菜、咸肉、火腿肠、海产品等加工食物中的含盐量。如果减去这些"隐藏"起来的食盐摄入，真正在烹调中加入的盐应该在每日3克左右。高血压严重以及肾衰竭者还要酌情稍减。

我国饮食丰富多样，要想精确计算含盐量几乎是不可能的。我们能做的就是提高控盐意识，少吃含盐量高的食物，调味品的添加也要适可而止，不要追求浓重的口味，应养成清淡的饮食习惯。

控盐在以下情况时要有所放宽。

1 出汗多时，控盐不要过于严格。如夏季天气炎热时或运动量较大、体力劳动多时，每日盐的摄入可以增加一些，以免造成电解质紊乱、脱水、乏力等症状。

2 老年虚弱者，不宜过分限盐。如果摄入盐过少、血钠过低时，容易出现软弱乏力、恶心呕吐、头痛、厌食、肌肉抽搐、嗜睡等问题，本已虚衰的老年人可能会加重虚弱。

切勿暴饮暴食

暴饮暴食、一顿吃喝过多，一方面血糖会飙升，难以控制，另一方面，胃肠道负担加重，使心率加快，血压升高，严重者会诱发急性心脑血管疾病，如血栓、心肌梗死、脑梗死等。因此，糖尿病兼有血压高者，切忌一顿吃过饱，七八分饱是最佳状态。

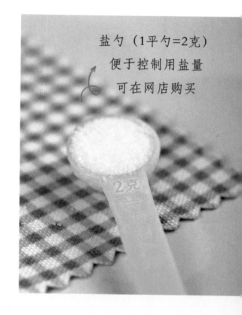

盐勺（1平勺=2克）
便于控制用盐量
可在网店购买

要想不吃得过饱可以这样做

■放慢进食速度：保证每餐的进餐时间，稍有饱腹感就放下碗筷。

■少食多餐：每餐不过饱，不足部分通过加餐来补充。

■分餐进食：共同进餐前，先盛出自己食用的一份，吃完后不再加餐，以保证进食量固定，不会过多或过少。

■不打扫残羹剩饭：不要怕剩饭，每顿多吃几口，对身体就是负担。

这些食物降压又降糖

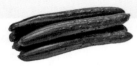

芹菜

芹菜是"天然降压药"，可清热除烦、平肝利尿，适合肝阳上亢、眩晕头痛、烦躁、失眠、肥胖、饮食油腻、肝火过旺的"三高"者。

冬瓜

冬瓜是高钾低钠食物，可利水消肿、化痰止渴，通过利尿来降压，并同时有降脂、降糖、减肥的作用，适合代谢综合征患者。

大白菜

大白菜可清热解毒、利尿通便、益胃生津、除烦止渴，是秋冬季节降糖、降压的常备菜。

白萝卜

白萝卜清热生津、下气宽中、顺气化痰，有助于缓解胀气、食积、肥胖、便秘等问题，有一定降压效果，爱生气的人多吃萝卜有顺气作用。

胡萝卜

胡萝卜可补肝明目、滋阴养血、健脾消食，有助改善便秘，有一定的降压、降糖作用，并可预防并发眼病。

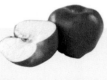

黄瓜

黄瓜可清热利水、生津止渴、减肥降压、消肿解毒、去火除烦，适合阴虚火旺、肝阳上亢的高血糖、高血压者。

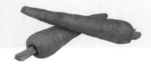

番茄

番茄可生津止渴、促进消化、解毒利尿、清热凉血，对稳定血压、降低血脂、保护心脑血管有良好的作用。

苹果

苹果有利于降血压、促进消化、调理肠胃、通便排毒、宁神安眠、消除烦躁，尤宜高血压、高血脂、肥胖、便秘、心烦者。

柚子

柚子能清热、生津、化痰，并可降低血液黏稠度，减少血栓形成，能有效降血压，预防脑血栓、脑卒中等。

梨

梨可清热凉血、生津润燥、止咳化痰、利尿通便、降压除烦，有助于缓解糖尿病兼高血压者内热烦渴、目赤咽肿、干燥皮痒、口干脱水等不适。

喝杯降压茶

桑菊茶

材料：霜桑叶8克，菊花5克。

做法：将以上材料放入茶壶中，以沸水冲泡，加盖闷15分钟后代茶频饮。

此茶可疏风、清热、明目，适用于肝阳上亢或风热上扰所致高血压、头痛眩晕、头重脚轻、烦躁易怒、目赤涩痛、多泪及风热感冒初起者。

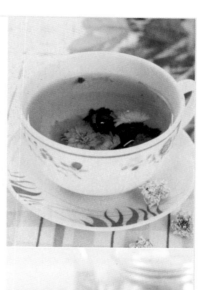

荷叶山楂茶

材料：荷叶3克，山楂6克。

做法：将以上材料放入锅中，加水煎煮10分钟，过滤后取汁饮用。

荷叶能降血压、利小便、消水肿，山楂能行气活血、软化血管、消除积滞。此茶适合糖尿病合并血压高、高脂血症、动脉硬化、冠心病、肥胖、水肿、便秘者饮用。

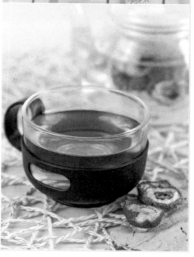

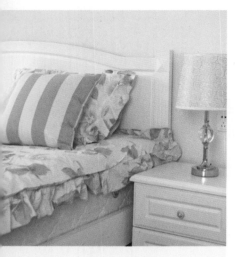

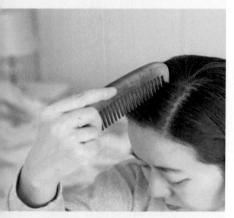

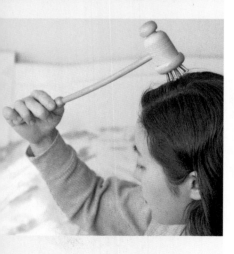

保证良好睡眠

夜间的睡眠是人体自我修复的时间，对健康特别重要。长期睡眠不足或睡眠质量不佳，会导致内分泌系统紊乱，身体代谢功能失调，引发或加重糖尿病和高血压。

研究证明，睡眠对保持正常血糖水平有直接影响，每天睡眠少于6小时，血糖升高危险增加3倍，患高血压的危险性也显著增加。

夜晚是一天中养阴的最佳时间，夜晚睡眠不好，如长时间熬夜、失眠、多梦、惊悸、易醒等，尤其是夜晚思虑过度，会暗耗阴血，加重阴虚内热的状况，导致脏腑失调、内分泌功能紊乱。

因此，每天要保证7~8小时的睡眠时间，老年人可减少到6~7小时。但不论年龄，都一定要在晚上11点之前睡觉，切忌熬夜。

常梳头是降压法宝

梳头可促进头部血液循环，起到疏通经脉、调畅气血、健脑提神、散风明目、防止头痛、缓解紧张、安定心神、养护头发的作用，对稳定血压，改善高血压、脑血管动脉粥样硬化所致眩晕、头痛、失眠等症状均有较好的效果。清晨起床后、每晚临睡前梳头或感到头晕、头痛时梳头，效果都很好。

除了常规梳头外，也可用梳子尖部敲打头皮，尤其是头顶正中最高处的百会穴。还可用手指干梳头或用按摩棒敲打头部，降压效果也不错。

远离各种刺激，
避免意外事件

如果已经并发高血压的糖尿病患者，应注意远离各种不良刺激，以保证血压平稳。

以下刺激尤应远离。

■ 紧张刺激的比赛现场

■ 拥挤嘈杂、人声鼎沸的场所

■ 严重环境污染、有刺鼻气味的地方

■ 极限挑战以及各种对抗性游戏、比赛

■ 惊险、刺激的娱乐项目

■ 高寒地区旅行，条件艰苦的长途旅行

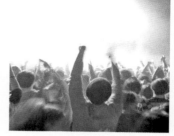

少做猛然发力和
体位改变过大的动作

凡是需要爆发力来完成的强体力动作，如提举重物、推拉牵引、突然站起、登高、弹跳、投掷、加速跑等，高血压者均应小心，尽量避免。

由于在突然用力的过程中，全身处于应激状态，心脏排血量增加，精神高度紧张，如果再加上体位改变过大，就容易引起血压骤升。本身就有高血压的人更容易出现头晕眼花、站立不稳、四肢无力的状况，甚至诱发脑出血。

因此，高血压者千万不要做重体力劳动或剧烈运动，也不要让自己过度疲劳，应注意轻缓稳定、放慢节奏、劳逸结合。

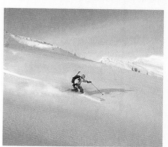

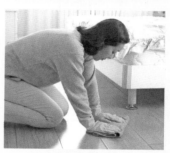

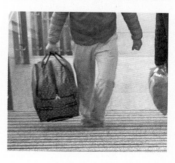

四季保暖，严防受寒发病

寒冷对血管产生恶性刺激，会造成血管剧烈收缩，血压升高，诱发心梗、脑出血、脑梗死等心脑血管意外，需小心防范。

春季

春季气温多变，风邪偏盛，要及时增减衣物，防风保暖，并通过加强体育锻炼来调节血糖和血压，谨防感冒。

夏季

夏季一般人体血压较低，也比较平稳。但由于空调的过度使用，也容易出现受寒的情况。因此，高血压者要注意空调控制器设定的温度不要太低（不低于28℃），以免室内外温差过大。公共场所一般温度较低，最好带件长袖外套，不穿拖鞋或露趾和足跟的凉鞋。此外，夏季还要少吃冷食，少饮冰镇饮品，肠胃保暖也很重要。

秋季

随着天气转凉，血压有升高的趋势，应及早添衣，特别是早晚，切勿受寒。且秋季燥邪偏盛，容易加重口干燥渴的症状，应多饮水，多吃梨、柚子等水果，对降糖、降压均有利。

冬季

冬季往往糖尿病和高血压同时加重，是防范重点。冬季要格外注意保暖，外出时穿戴严实，保证从头到脚免受寒冷刺激，尤应重视足部保暖。严寒冰雪天气尽量少出门，尤其要避免早晚时外出。不要参加容易摔倒的冰雪运动，可在室内适度锻炼，以增强体质，预防呼吸道感染。在饮食上要控制进食量，少吃油腻厚味及寒凉食物。

联合用药，降压又降糖

糖尿病患者血压≥140/90毫米汞柱者，可考虑开始药物降压治疗。血压≥160/100毫米汞柱或高于目标值20/10毫米汞柱时，应立即开始降压药物治疗，并可以与糖尿病联合治疗。

降压药物选择时应综合考虑降压疗效、对心脑肾的保护作用以及对血糖的影响等因素。

五类降压药物均可用于糖尿病患者。为达到降压目标，通常需要多种降压药物联合应用。联合用药推荐以血管紧张素转化酶抑制剂（ACEI）或血管紧张素Ⅱ受体拮抗剂（ARB）为基础的降压药物为首选，此类药物既有降压效果，又有一定降低蛋白尿的作用，使用前应先评估肾功能等情况。也可联合钙拮抗剂、小剂量利尿剂或β受体阻滞剂。

由于糖尿病患者易存在夜间血压升高的问题，根据血压监测情况，必要时可考虑睡前服药。优选长效制剂可有效平稳控制24小时血压（包括夜间血压与晨峰血压），以减少血压昼夜波动，预防心脑血管病突发。

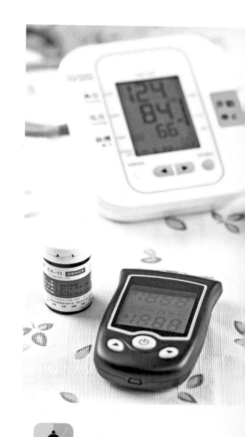

有些降压药物（如利尿剂、β受体阻滞剂）会对血糖造成影响，甚至使血糖升高，糖尿病患者应注意小剂量使用。

还有些降压药不适合肾功能异常者，如果糖尿病患者或并发肾病、水肿者，需向医生全面告知自己的病史、用药情况及用药后的反应，便于医生选择和调整用药。

五大常用降压药

👍 ■血管紧张素转化酶抑制剂：贝那普利等。

👍 ■血管紧张素Ⅱ受体拮抗剂：氯沙坦等。

■钙拮抗剂：硝苯地平等。

小剂量 ■利尿剂：呋塞米、氢氯噻嗪等。

小剂量 ■β受体阻滞剂：酒石酸美托洛尔等。

注：降压药的选用及服用剂量须在医生指导下进行。

糖尿病患者的血脂指标比正常人更严格

糖尿病患者在定期体检时，应密切关注血脂状况。2型糖尿病患者常有血脂异常，表现为总胆固醇（TC）、甘油三酯（TG）、低密度脂蛋白胆固醇（LDL-C）水平均升高或1~2项升高，高密度脂蛋白胆固醇（HDL-C）水平下降。这些血脂代谢异常是引起糖尿病血管病变的重要危险因素。

研究表明，降低总胆固醇和低密度脂蛋白胆固醇水平，可以显著降低糖尿病患者发生大血管病变和死亡风险。

由于糖尿病属于心脑血管病的高危因素，所以血脂的标准要比正常人更为严格，尤其是低密度脂蛋白胆固醇，正常人小于3.37毫摩尔/升即可，而有糖尿病者则应小于2.6毫摩尔/升，极高危人群需小于1.8毫摩尔/升。

糖尿病患者的降脂目标值

动脉硬化性心脑血管疾病危险人群	低密度脂蛋白胆固醇
高危人群（糖尿病未合并冠心病，无心脑血管病史）	<2.6毫摩尔/升
极高危人群（糖尿病合并冠心病，有明确心脑血管病史）	<1.8毫摩尔/升

定期进行血脂检查，提早用药效果好

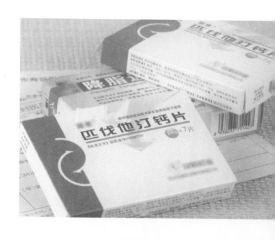

高脂血症没什么特别典型的不良反应，很容易被忽视。而高脂血症如果长期不控制，就会导致血液黏稠、动脉粥样硬化，诱发冠心病、心肌梗死、脑梗死、脑出血等严重问题。

调脂应以降低低密度脂蛋白胆固醇作为首要目标。依据患者心脑血管疾病危险高低，将低密度脂蛋白降至目标值。

降脂药首选他汀类药物

研究显示，在没有明显血管并发症、但血脂偏高的糖尿病患者中，采用他汀类药物（如阿托伐他汀、瑞舒伐他汀、匹伐他汀、氟伐他汀、辛伐他汀、普伐他汀、洛伐他汀等）降低低密度脂蛋白胆固醇，可以降低心脑血管事件的发生风险。可根据血脂情况选择低、中、高强度的降脂药物，应定期监测血脂、肝肾功能、肌酸肌酶等，根据个体调脂疗效和耐受情况调整剂量。

调脂可联合用药

若使用他汀类药物后，胆固醇水平仍不能达标，可与其他调脂药物联合使用（如依折麦布），获得安全有效的调脂效果。

若甘油三酯水平仍较高，可在他汀类药物治疗的基础上加服降低甘油三酯的药物。

糖尿病患者每年至少应检查一次血脂。应达到以下标准。

- 总胆固醇＜4.5毫摩尔/升
- 甘油三酯＜1.7毫摩尔/升
- 低密度脂蛋白胆固醇见上页表
- 高密度脂蛋白胆固醇
  男性＞1.0毫摩尔/升
  女性＞1.3毫摩尔/升

🔔 他汀类药物是比较全面的首选调脂药，应用最广，只要品种、剂量合适，可放心服用。但也要注意此类药物的不良反应，主要有：肝功能异常（转氨酶升高）、肌肉不良反应（肌痛、肌炎和横纹肌溶解）、长期服用有增加新发糖尿病的危险等。

肝肾功能不全者应在医生的指导下服用降脂药物。

内脏脂肪型肥胖

内脏脂肪型肥胖者体脂肪囤积于腹腔内脏周围，脂肪细胞内部膨胀，即"脂肪细胞肥大"。此类肥胖多为苹果型，腹部大而四肢瘦，对健康的损害更大，患糖尿病、高脂血症、高血压、脂肪肝的概率都较高。它可能由以下原因引起。

■遗传：有些人看上去不胖，皮下脂肪不多，但血脂却偏高，这与遗传有一定关系。且东亚人种在同等体重下，内脏脂肪型肥胖的比例更高。

■年龄：年轻时新陈代谢旺盛，消耗大，随着年龄增长，基础代谢水平下降，消耗减少，导致内脏周围脂肪堆积，血脂、血糖都有上升趋势。

■生活习惯：外源性胆固醇和甘油三酯都从食物中获得，如果高脂肪和高胆固醇的食物摄入量增加，又缺乏足够的运动，难以消耗，血脂水平就会增高。

不胖也可能高血脂，
内脏减脂越早越好

虽然肥胖和血脂异常存在相关性，但高血脂并非肥胖者的专属，看上去瘦的人也会出现高血脂，即皮下脂肪不多，而内脏脂肪多。

内脏脂肪型肥胖是看不见的隐形肥胖，可能在不知不觉中就已发生血管硬化的现象，出现颈动脉斑块也十分常见，对心脑血管是很大的危险因素。如果你并没有超重，但腰围超标的话，仍要注意。内脏减脂越早开始，对健康越有利。如果已经患有糖尿病，内脏减脂计划更应及早进行。

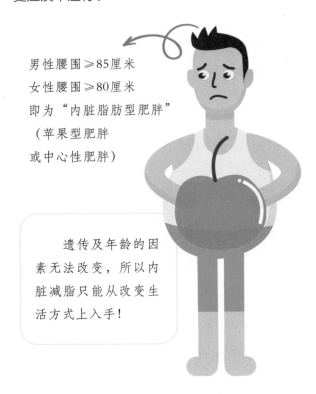

男性腰围≥85厘米
女性腰围≥80厘米
即为"内脏脂肪型肥胖"
（苹果型肥胖
或中心性肥胖）

遗传及年龄的因素无法改变，所以内脏减脂只能从改变生活方式上入手！

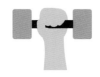

降脂首先要加强运动

保持健康的生活方式，是维持正常血脂水平和控制血脂紊乱的重要措施，其中，首要的是加强运动。只要体力状况良好，特别是比较年轻的糖尿病患者，最好通过锻炼的方式，增加人体耗能，达到降脂目的。增加运动的患者，其血脂和血糖水平往往都能得到改善。

以下运动降脂、降糖效果都不错。

走路

走路是最佳运动方式，适合各类人群。中青年糖尿病合并高脂血症者一般一天1~2次，每次30分钟以上，速度以5~6千米/小时的中快速为宜，太慢起不到锻炼作用。老年人及有行走障碍、足病者，可根据自己的身体状况调节速度和距离，分段少量多次进行。适当走路可避免肌肉萎缩、功能退化。

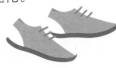

慢跑

慢跑适合中青年糖尿病合并高脂血症者，减脂效果比快走更好。一般每周不少于3次，每次不少于10分钟。速度以6~7千米/小时的慢速为宜，不要太快、太疲劳，以舒适为度。体力活动少者可以先从5分钟开始，也可以走跑结合。体质偏弱者、老年人、心脏病患者及体重过大者最好不要跑步。

骑自行车

骑自行车运动量适中，对关节的损伤较小，也可以减轻足部压力，适合体型较胖的糖尿病合并高脂血症者。一般以中速骑行为宜，每天2次，每次30分钟，至微微出汗效果最好。但骑车速度较快，需注意安全。

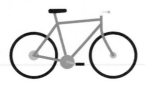

游泳

游泳属于高耗能的有氧运动，适合体型肥胖的糖尿病合并高脂血症者，可最大限度地保护肌肉、关节和足趾部位，安全性更高。游泳每周2~3次，以中慢速的休闲游为宜，一次入水不宜超过30分钟。注意不要水温过低，以免刺激心脑血管。游泳后往往饥饿感增加，要控制好进食量。

饮食中要控制脂肪和胆固醇的摄入

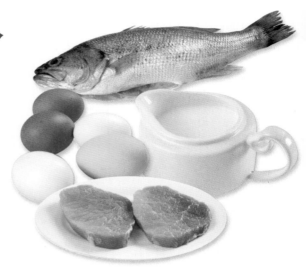

脂肪并非都是有害的，饮食中适当的脂肪摄入必不可少，千万不要因为减脂就谈"脂"色变，拒绝一切脂肪摄入。饮食过素容易造成营养不良、虚弱的状况。在摄入脂肪时，真正应该减少摄入的是"饱和脂肪酸"和"反式脂肪酸"，而应该增加Ω-3脂肪酸和植物固醇的摄入。

减少饱和脂肪酸的摄入

饱和脂肪酸不易被分解消耗，易沉积在体内，增加胆固醇，是造成高脂血症及心脑血管病的元凶。

红肉（猪肉、牛肉、羊肉、鸡皮等）及黄油、植物油是饱和脂肪酸的主要来源。其中，肉类越肥，饱和脂肪酸含量越高。因此，少吃肥肉，适量吃瘦肉，少吃动物皮，烹调时少用油煎炸，可以减少饱和脂肪酸的摄入。瘦肉首选鸭肉、牛肉，而猪肉脂肪含量最高，最好少吃。

减少反式脂肪酸的摄入

反式脂肪酸是植物油氢化产生的，大量存在于氢化油脂、人造奶油、起酥油中，对健康十分不利。当摄入量过多时，可升高低密度脂蛋白，降低高密度脂蛋白，从而增加高脂血症、动脉硬化及冠心病的危险性。

以下食物可能含有较多的反式脂肪酸，最好少吃：奶油蛋糕、奶油面包或点心、布丁、沙拉酱、炸薯条、曲奇饼干、蛋黄派、方便面、麻花、中式酥皮点心、珍珠奶茶、奶精、雪糕、冰淇淋等。

减少胆固醇的摄入

胆固醇摄入过多与高脂血症、动脉粥样硬化、冠心病等有密切关系，血脂偏高者要控制胆固醇的摄入。动物内脏（脑、肝、肠、肾、胃、心等）、鸡蛋黄、动物油、鱼子、蟹黄、虾头中胆固醇含量较高，尽量少吃。

鸡蛋以1~2天吃1个全蛋为宜，不宜过多。

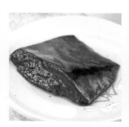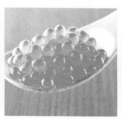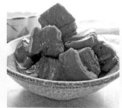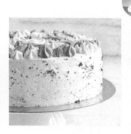

多吃鱼肉和豆制品

多吃鱼肉和豆制品是糖尿病合并高脂血症者补充营养、预防虚弱的最佳选择。

鱼肉（包括海鱼、河鱼）肉质细嫩，容易消化，高蛋白、低脂肪，且多为对健康有益的多不饱和脂肪酸，胆固醇含量不高，富含维生素和矿物质，对维护血管健康、预防心脑血管疾病非常有利。

豆类及豆制品有"植物肉"之称，含有丰富的不饱和脂肪酸、卵磷脂、蛋白质、大豆异黄酮及植物纤维，其所含的植物固醇比动物胆固醇要健康得多。豆类加工成豆制品后，其蛋白质的吸收率显著提高，且口感软嫩，特别适合牙口不好、有心脑血管疾病的老年患者补充营养。

增加植物固醇摄入

植物固醇也叫植物甾醇，对降低胆固醇、维护心脑血管健康有益，主要存在于植物油、坚果种子、豆类中。其中，以玉米胚芽油含量最高，其次为芝麻油；坚果种子类中开心果含量最高，其次为黑芝麻；豆类中以黄豆含量最高，其次为青豆。

此外，多吃些富含膳食纤维的食物，如蔬菜、水果等，也有利于胆固醇代谢。

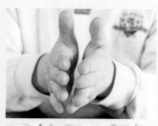

❶ 双手十指张开，手掌相对，用力反复拍击。

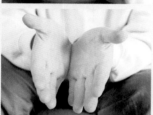

❷ 先用两手内侧互拍，然后外侧互拍。

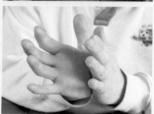

❸ 用一手指腹拍另一手掌心，换手再拍。

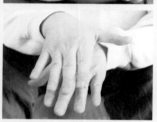

❹ 用一手手掌拍另一手手背，换手再拍。

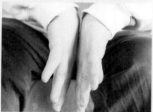

❺ 用双手手背互拍。

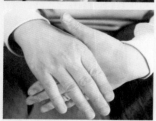

❻ 左右手虎口部位互拍。

拍拍手，
预防心脑血管发病

拍手是最简单的保健法。手上有丰富的穴位，尤其是心经和心包经的经络末端都集中在手部，经常刺激可维护心血管健康。拍手还可振荡气脉，促进全身的经络循环，且能排出人体内的阴寒浊气。经常做拍手操，有助于改善高脂血症引起的动脉硬化、冠心病、心悸、心律不齐等心脑血管疾病，还可缓解糖尿病患者常见的双手冰凉、麻木、瘙痒、感觉异常，以及眼花、烦躁、迟钝、倦乏、精神抑郁等不适。

🔔 拍手必须用力，有些痛感效果才好。时间、次数不限。

老年人体弱而腿脚乏力，拍手时最好一边走一边拍，或一边原地踏步一边拍，若只是坐着拍手，而两脚不动，气血灌注两手过多，双脚将更加无力。

拍手声音较大，在室外最好选择空旷人少处做，否则易引起他人不满。

刺激穴位也有效

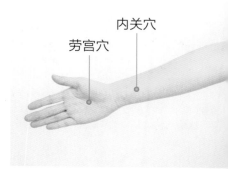

劳宫穴　内关穴

刺激以下穴位，有助于防治和调养心脑血管疾病，对高血压、高脂血症、心绞痛、心烦不宁、心悸失眠、神经衰弱、头晕目眩等均有缓解效果，对降糖也有一定的作用。

内关穴

心包经穴位。位于腕臂内侧，掌长肌腱与桡侧腕屈肌腱之间，腕横纹上2寸处。此穴为养心大穴，按揉此穴对缓解心脑血管疾病十分有效。

劳宫穴

心包经穴位。位于手掌心，在第2、第3掌骨之间偏于第3掌骨，握拳屈指时中指尖所在处。此穴有助于改善心脑血管循环以及手部神经病变。

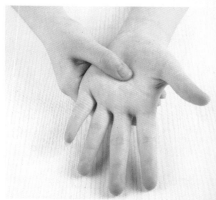

足三里穴

胃经穴位。位于外膝眼下3寸（四横指宽），胫骨边缘。此穴对去除体内痰湿，改善人体水液代谢、脂代谢、糖代谢均有益。

丰隆穴

胃经穴位。位于外踝尖上8寸，条口穴外1寸，胫骨前嵴外2横指处（或腿外侧膝眼和外踝连线中点，胫骨前缘外侧1.5寸）。此穴尤宜痰湿体质的高血压、高脂血症、糖尿病、肥胖症者。

以上穴位用大拇指重力按揉1~3分钟，至感觉酸胀为止。

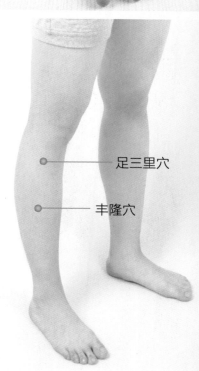

足三里穴

丰隆穴

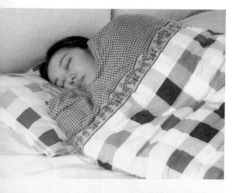

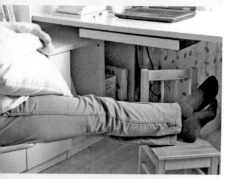

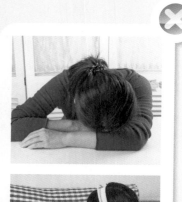

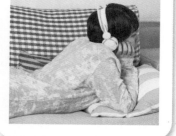

午睡一会儿，
可养护心脑血管

午时（11:00~13:00）是养心的最佳时间，睡好"子午觉"的重要性也体现在这里。一般在午餐后的这个时间段内，小睡或闭目休息，可起到提神醒脑、补充精力、促进消化、提高工作效率、缓解身心压力、调整情绪的作用，有助于改善高血压、动脉硬化、冠心病等心脑血管疾病。

睡午觉最好采用平躺或接近平躺的姿势，把腿抬高，这样可以让大脑和肝脏得到血液，并减轻心脏负担，有利于大脑、心脏养护。平躺也可以缓解肌肉酸痛以及久坐导致的下肢肿胀，减轻下肢压力，促进血运，预防糖尿病并发下肢血管病及足病。

老年人最好能上床午睡1~2小时。外出工作的中青年人可在沙发或躺椅上半卧小睡，30~60分钟即可。即使没有条件睡觉，也应闭目"入静"休息，使心脑血管系统舒缓，减少心脏消耗和动脉压力，有利于降低发生心梗的概率。

🔔 千万不要伏案睡觉，这个姿势会减少头部供血，加重头昏、眼花、乏力、胸闷、烦躁等缺血、缺氧症状，尤其不利于高血压、心脏病、眼病者。

也不要长时间趴在床上或沙发上休息，压迫肠胃会使血运受阻，影响午餐消化。

有过心绞痛、心梗者，随身带上急救药

如果高脂血症已经发展到冠心病的程度，患者需常备急救药盒，里面一般应准备几种预防和治疗心绞痛发作的常用药物，随身携带，以备不时之需。

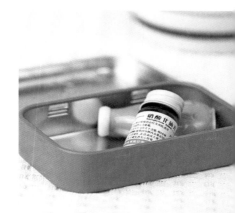

白天，救急药盒应随身携带，夜晚，则应放在床头

根据病情来选药，用药越早越好

一般来说，心绞痛发作时应服用速效硝酸甘油片或速效救心丸，舌下含服。但由于每个患者的病情不同，急救用药也有一定差别，如伴有失眠、心律不齐、心跳过慢、血压偏低等问题者，还要配备其他药物，如安定片、复方丹参滴丸等。在药品选择上，一定要以医嘱为准。

心绞痛发作时用药越早越好，有时用药延迟几分钟甚至几秒钟，后果就不堪设想。

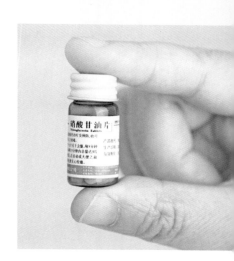

夜间是心脑血管意外的高发时间

1型糖尿病患者、服用磺脲类药物的老年人、使用中效胰岛素的老年人，都容易出现夜间低血糖现象。同时，夜间是心悸、心绞痛、心梗、中风、心衰、猝死等心脑血管疾病的高发时间。意外可能说来就来，防不胜防，患糖尿病合并高脂血症、动脉硬化、冠心病等心脑血管疾病者需特别小心。

晚上睡觉前，最好在床头柜触手可及处放上糖果、急救药盒和水。如半夜醒来有虚汗、发冷、头晕等低血糖症状时，可马上吃些含糖食物。如有胸闷、心悸、心绞痛、大汗等症状，则应马上含服速效救心丸、硝酸甘油等急救药。注：硝酸甘油可引起血压下降，服用前先测量血压为宜。

糖尿病的抗血小板治疗

糖尿病是一种促血栓状态

糖尿病患者的血液呈"四高"状态，即高凝、高聚、高浓度及高黏。现代医学研究表明：高水平的甘油三酯是胰岛素抵抗和葡萄糖耐量异常的特殊表现，有促进血栓形成和抗纤溶作用。氧化的低密度脂蛋白胆固醇能导致血管内皮细胞受损，促使动脉粥样硬化的发生。

因此，糖尿病患者的高凝状态是发生大血管病变的重要原因。也可以说，糖尿病是一种促血栓状态或血栓前状态。

抗血小板治疗可预防大血管病变，降低死亡率

抗血小板治疗可有效降低动脉硬化性心脑血管疾病的风险。

糖尿病合并心脑血管病高风险者（还没有动脉硬化性心脑血管病发作），抗血小板治疗可作为未发病时的预防，有效减少大血管病变的发生。

糖尿病合并心脑血管病变的高危患者（已发生过心肌梗死和卒中），抗血小板治疗可作为防复发手段，有效降低发病率、复发率和死亡率。

阿司匹林是常用抗血小板药

常用的抗血小板聚集药物为阿司匹林。阿司匹林可起到预防血小板聚集，并能抗动脉硬化，抑制斑块的增生和破裂，有效预防包括心绞痛、卒中、心肌梗死在内的心脑血管事件。

数据显示：阿司匹林显著降低严重血管事件风险19%和冠状动脉事件风险20%，降低缺血性卒中风险22%和全部卒中风险19%。阿司匹林降低严重心血管事件12%，其中，非致命性心肌梗死下降率最高，冠心病死亡或卒中率稍降。

替代治疗和其他药物

对于已有心脑血管疾病且对阿司匹林过敏或不能耐受的糖尿病患者，可考虑使用氯吡格雷（75毫克/天）作为替代治疗，降低糖尿病患者心脑血管事件的发生率。

对于发生急性冠状动脉综合征或急性脑卒中的糖尿病患者，可使用阿司匹林加氯吡格雷联合治疗1年。

如有出血倾向、接受抗凝治疗、近期胃肠道出血，以及不能应用阿司匹林的活动性肝病等患者，可用其他抗血小板药物。具体用药因人而异，谨遵医嘱。

中医中药调理也是抗血栓替代治疗的手段之一，也可以与阿司匹林配合服用。

从中医角度看，糖尿病血栓前状态与消渴病血瘀证相近。不论是气虚还是阴虚或是寒凝导致的瘀血，都是引发糖尿病的常见因素。因此，中医调理如能对症活血化瘀、益气养阴，对于改善气血运行、促进血液循环、缓解血栓前状态是有一定效果的。

如丹参、川芎、桃仁、当归、红花等中药，都是活血化瘀的常用药，适当配伍，能起到扩张血管、降血脂、活化气血、抗炎、抗疲劳、抗休克、调节免疫功能等作用。

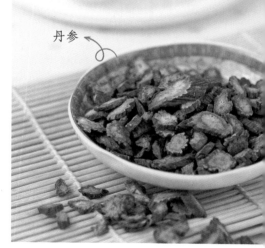

丹参

哪些人是需要治疗的高危人群

除了已发生过心脑血管疾病者必须进行抗血小板治疗外，糖尿病合并心脑血管病的高危人群也需要相关治疗，作为未发病时的预防。虽然这些人还没有发生冠状动脉粥样硬化性心脏病，但早预防的好处更多。

由于阿司匹林的使用会有轻度出血风险（如消化道出血、皮肤黏膜出血、牙龈出血），因此，对于心脑血管疾病的低危人群，不推荐使用此类治疗。中危人群则应个体化评估。

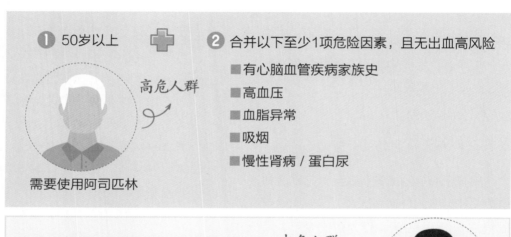

❶ 50岁以上

高危人群

需要使用阿司匹林

❷ 合并以下至少1项危险因素，且无出血高风险

■ 有心脑血管疾病家族史
■ 高血压
■ 血脂异常
■ 吸烟
■ 慢性肾病 / 蛋白尿

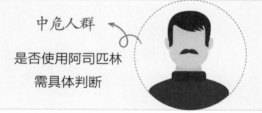

50岁以下，伴1个或多个危险因素

或

50岁以上，但不伴危险因素

中危人群

是否使用阿司匹林
需具体判断

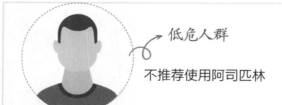

低危人群

不推荐使用阿司匹林

50岁以下
且糖尿病不伴有以上危险因素

年龄≥80岁或<30岁和无症状的外周动脉粥样硬化（狭窄程度<50%）人群，是否需要服用阿司匹林作为未发病时的预防措施，需个体化评估。

阿司匹林的使用方法

小剂量使用更安全

不论是预防发病，还是控制复发，阿司匹林的使用都以常规小剂量为宜。长期使用时，阿司匹林的最佳剂量为75~150毫克/天，在这个剂量范围内，阿司匹林的疗效和安全性达到了较好的平衡。临床实践证明，患者即使服用比此剂量更高的阿司匹林，疗效也不会进一步增加，但副作用的发生概率却大大增加。

阿司匹林应与食物同服或饭后服用，以减少对胃肠的刺激。如果无胃肠道反应，可长期服用。阿司匹林切忌与酒同服。

阿司匹林使用禁忌

阿司匹林也有一些禁忌证，有以下情况慎用。
- 对阿司匹林或水杨酸盐过敏
- 活动性消化性溃疡
- 出血性疾病或出血体质
- 严重肾衰竭，或肝衰竭，或心衰竭
- 妊娠的最后3个月或哺乳期
- 目前正在服用氨甲蝶呤药物
- 目前正进行抗凝治疗（华法林、肝素）

阿司匹林避免与以下药物合用。
- 糖皮质激素
- 香豆素类抗凝药
- 苯巴比妥（催眠药）

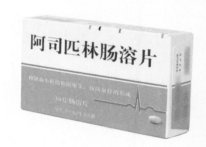

阿司匹林是应用广泛的解热、镇痛和抗炎药，能治疗多种疾病。

有不少人把阿司匹林奉为神药，说只要40岁以上都可以服用，以预防心脑血管疾病的发生。但毕竟药物不等于食物，还是有不少副作用的，没有必要服用就不要随便吃，切勿滥用。否则可能引起胃肠道的溃疡、损伤、出血以及过敏、哮喘、眩晕、呕吐、肝肾损害等，甚至引起代谢性酸中毒。

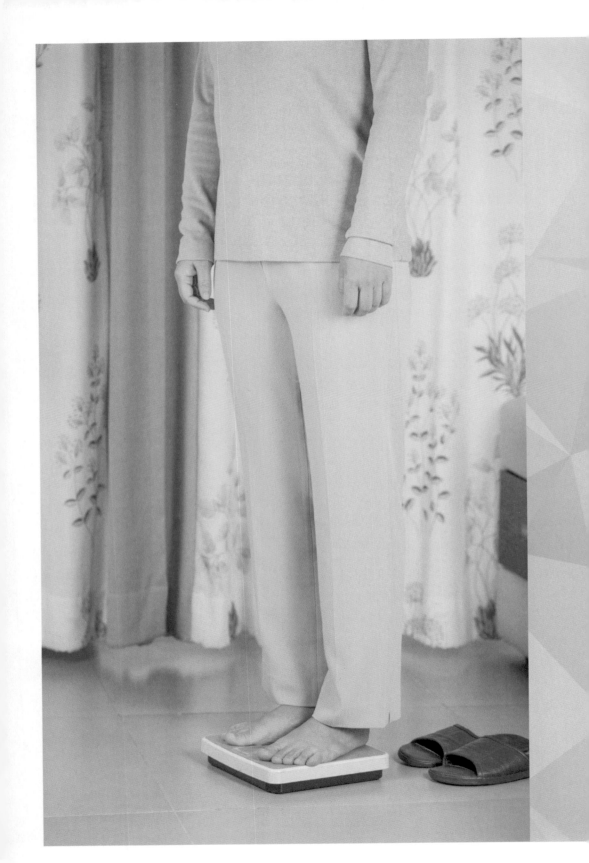

第二章 保持健康体重，简单长效的防治法

糖尿病的典型症状是"三多一少"，这个"一少"就是体重减少。早期糖尿病患者往往比较胖，如果没有原因的突然瘦很多，多是血糖控制不佳的表现。所以，糖尿病患者要特别注意体重变化，太胖、太瘦都不好。

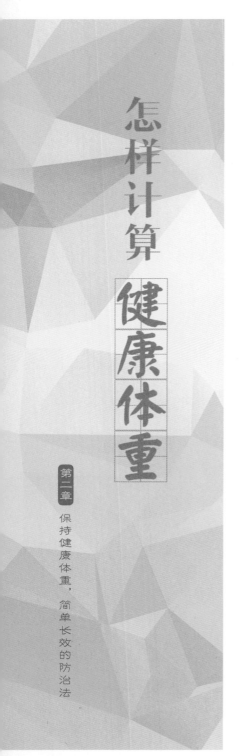

怎样计算健康体重

太胖、太瘦都不好

由于肥胖对糖尿病的发生、发展有着重要影响，而糖尿病发展到一定阶段后又会出现体重快速下降的情况，所以，维持健康体重是防控糖尿病的重要原则之一。

超重者需减重

肥胖和超重人群糖尿病患病率显著增加，肥胖人群糖尿病患病率比普通人高2倍。

糖尿病患者要通过调节饮食和活动量，来避免肥胖。已经超重或肥胖者要减少热量摄入，加强锻炼，使体重下降，增加人体对胰岛素的敏感性。达到理想体重后，人体的糖耐量往往会显著改善，对预防和控制各类合并症也十分有益。

> 超重或肥胖糖尿病患者的控制目标：
> BMI＜24.0或体重至少下降7%左右

消瘦者需增重

体重不达标者要保证饮食营养充足，避免过度消瘦。出现快速消瘦现象者应适当提高营养摄入，使体重回归正常标准，以保证营养供应，减缓身体消耗和脏腑损伤，避免出现身体虚弱而引发各种并发症。消瘦者应通过合理的营养计划达到并长期维持理想体重。

标准体重与体质指数

标准体重计算法

> 男：标准体重（千克）=身高（厘米）-105

> 女：标准体重（千克）=身高（厘米）-107

以上述公式计算所得为标准体重。以此数值为准，可做以下判断。

- ± 10% 以内为正常体重
- < 10% 为消瘦
- > 10% 为超重
- > 20% 为肥胖

体质指数法

体质指数（Body Mass Index，BMI）是目前国际上常用的衡量人体胖瘦程度以及是否健康的一个标准。BMI值偏高，发生肥胖、糖尿病、高血压、高脂血症、冠心病等疾病的危险性有不同程度的增加。

$$\text{体质指数（BMI）} = \frac{\text{体重（千克）}}{\text{身高}^2\text{（米}^2\text{）}}$$

注：BMI 标准详见第 54 页。

李先生
55岁

身高1.77米，体重80千克。

标准体重=177-105=72千克，

$BMI=80/(1.77^2)\approx25.5$。

- 体重（80千克）超出标准体重（72千克）约 11%，为超重。
- BMI > 24，也在超重范围内。
- 综上判断，李先生为超重，疾病风险增加。宜减重 2~8 千克。

王女士
48岁

身高1.60米，体重46千克。

标准体重=160-107=53千克，

$BMI=46/(1.60^2)\approx18$。

- 体重（46千克）低于标准体重（53千克）约 14%，为消瘦。
- BMI < 18.5，体重过低。
- 综上判断，王女士为消瘦，要判断是否为疾病引起。宜增重 2~7 千克。

BMI的判断标准

由于人种差异，东亚人群为糖尿病的易感人群。在新诊断的2型糖尿病患者中，英国人的平均BMI为28，美国人为33，而中国人为25.6，即在同样胖瘦程度时，东亚人患糖尿病的比例高于高加索人。可能的原因之一是：在相同BMI时，东亚人的内脏型肥胖更多，从而对代谢产生更多的不良影响，导致脂毒性和胰岛素抵抗增加。因此，与西方患者相比，亚洲糖尿病患者普遍存在BMI更低、内脏脂肪分布更多、β细胞功能不足、更易患肾脏疾病等不同的临床特征。

以下是世界卫生组织与中国的BMI标准数值比较，我国糖尿病患者可以参考对比。

世界卫生组织（WHO）与中国的BMI标准

BMI 分类	WHO 标准	中国标准	相关疾病发病的危险性
体重过低	BMI<18.5	BMI<18.5	低，但其他疾病危险性增加
正常范围	18.5≤BMI<25	18.5≤BMI<24	平均水平
超重	BMI≥25	BMI≥24	增加
肥胖前期	25≤BMI<30	24≤BMI<28	增加
I度肥胖	30≤BMI<35	28≤BMI<30	中度增加
II度肥胖	35≤BMI<40	30≤BMI<40	严重增加
III度肥胖	BMI≥40.0	BMI≥40.0	非常严重增加

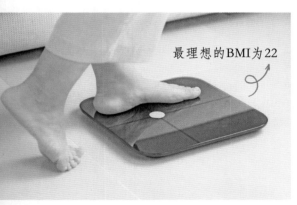

最理想的BMI为22

■ BMI不分男女，但男性骨骼一般比女性重，所以BMI也比女性偏高一些。男性多在20~24，女性多在18~23。

■ 此方法不适用于18岁以下的青少年、骨骼及肌肉较重的运动员、怀孕及哺乳的妇女、身体虚弱或久坐不动的老年人。

腰围比体重更重要

腰带长，寿命短

腰围是衡量腹部肥胖的一个重要指标，它反映了腹部脂肪蓄积的程度，而腹部脂肪的蓄积与一系列代谢异常有关。

研究数据表明，即使两个人体重、身高完全一样，如果体形不一样，那么腹部脂肪多者（即内脏脂肪型肥胖者）未来患高血压、高脂血症、糖尿病、冠心病、脑血管病、痛风等疾病的风险要高于腹部脂肪少的人。因此，腰围及腰臀比是健康的风向标。

腰围的健康标准

我国男性腰围≥85厘米，女性腰围≥80厘米，即为内脏脂肪型肥胖（也叫苹果型肥胖或中心性肥胖）。

腰臀比的健康标准

腰臀比是腰围和臀围的比值，是判定内脏脂肪型肥胖的重要指标。腰臀比越小，说明越健康。腰臀比大，表明腰围偏大，接近于臀围甚至超过臀围，脂肪集中存在于腹部，更容易发生代谢功能障碍及心脑血管疾病。

我国健康腰臀比的标准，男性为 0.8~0.9，女性为 0.7~0.8。当男性腰臀比 >0.9，女性腰臀比 >0.8，即为内脏脂肪型肥胖。

内脏脂肪型肥胖标准

腰围：男性≥85厘米
      女性≥80厘米

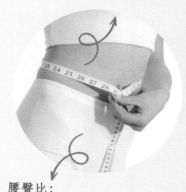

腰臀比：
男性>0.9，女性>0.8

■随着年龄增长，腰围及腰臀比逐渐增大是正常的，但如果超过了警戒线，就要高度警惕了。

■同样由于人种差异，我国制定的成年人腰围及腰臀比的健康标准比世界卫生组织的标准更严格一些。世界卫生组织的标准为：男性腰围 > 90 厘米，腰臀比 > 1.0，女性腰围 > 80 厘米，腰臀比 > 0.85 为警戒标准。

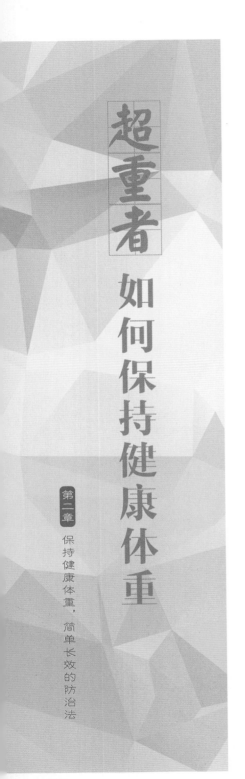

超重者 如何保持健康体重

制订减肥目标，不要减太快

减肥不要急于求成，首先要制订一个减肥计划，有目标、有时间、有具体措施，然后自我监督执行，稳扎稳打，才能达到理想效果。

超重或肥胖的糖尿病患者减重目标应为：体重至少下降7%左右。一般来说，每月体重下降控制在0.5~1千克，6个月减轻体重的5%~10%，这个速度是比较安全的。

如果基础体重较大者，减重可以适当快一些，如每周减0.5千克，每个月减2~2.5千克，但也尽量不要超过2.5千克。

减肥不宜过度、过快，否则对身体有以下不良影响，老年人尤应注意。

❶ 摄入热量过少，导致营养不均衡或营养素摄取不足，同时加上快速减肥造成的肌肉蛋白质的分解，会使人体力变差，免疫力下降。

❷ 出现食欲不振、全身乏力、腰酸背痛、精神萎靡等症状。

❸ 减重太快时减的多是水分，因此有脱水危险。

❹ 有突发低血糖危险。

❺ 导致皮肤松弛，也容易反弹复胖。

❻ 严重者会有患胆石症的风险。

控制饮食和运动要同步进行

"坚持运动"和"节制饮食"是控制体重的两个重要原则，都是不可替代的选项，不可偏废，必须"两手抓，两手都要硬"。也就是说，要在控制饮食的同时，持之以恒地加强运动，才会使糖尿病患者从体质上得到根本改善。

有些人运动后，自我感觉很好，认为即便放开吃，也可以通过运动消耗掉。也有些人运动后，饥饿感明显增加，食欲大增，此时如果进食量不能控制好，运动就白做了。

还有些人觉得只要减少热量摄入，不运动、少运动也无妨，或者干脆采用"饥饿疗法"，希望体重能快速下降。这种做法难以满足身体营养需求，对健康不利。在减肥过程中应以不饥饿、不疲惫为佳。

从"多吃少动"到"少吃多动"

减少脂肪、控制体重没有捷径，不外乎"少吃"和"多动"，调整好人体"入"和"出"的平衡。

"入"指每天饮食摄入的总热量，而"出"指一切消耗的热量（包括基础代谢、身体活动，以及通过大小便、汗液等排出的热量）。这是一个动态平衡，当入大于出时，人体就会慢慢发胖；当入小于出时，人体就会慢慢瘦下来。

人的基础代谢约占每天能量消耗的60%~70%。人到中年之后，基础代谢会逐渐降低，有代谢综合征的人更加明显，如果运动量也减少，而进食量还和以前一样的话，就会日渐发福，腰围越来越粗。

多动一些

少吃一些

达到新的平衡，
减肥并不难！

李先生，身高1.77米，体重80千克。部门领导，很少锻炼，属于轻度劳动。

1 标准体重为72千克，体形属于超重。

2 按照体形超重、轻度劳动强度的条件，查下表，每日单位体重所需热量为25千卡。

3 每日所需总热量
=72×25=1800千卡。

减少每日热量摄入

"管住嘴"是控制血糖及减肥的关键所在。轻度高血糖及超重不多的人往往只需单纯地控制饮食，即可稳定住血糖，体重也很容易达到标准。对于体重较大、服用降糖药或使用胰岛素治疗的患者，也需把控制饮食作为第一要务，这样才能更好地稳定血糖，避免病情越来越重，引起各类并发症。

每日热量摄入计算法

每天应该摄入多少热量，才能既稳住血糖，又保证身体各项活动的需要呢？可以参照每个人的身高、体重及劳动强度，按以下方法计算。

1 算出标准体重（见第53页）。

2 查询下表计算出"每日所需总热量"。

每日单位体重所需热量表

单位：千卡 / 千克体重

体形	劳动强度			
	极轻劳动或卧床	轻度劳动	中度劳动	重度劳动
消瘦	20~25	35	40	40~45
标准	15~20	30	30	40
超重	20	25	30~35	35
肥胖	15	20~25	30	35

3 每日所需总热量（千卡）＝标准体重（千克）×每日单位体重所需热量（千卡/千克）。

一天大致的食物量

以李先生为例，每天摄入1800千卡的热量大致是多少食物呢？下面给大家一个直观的图示。图片中的食物量为全天摄入食物的生品量（不含烹调油脂15克）。

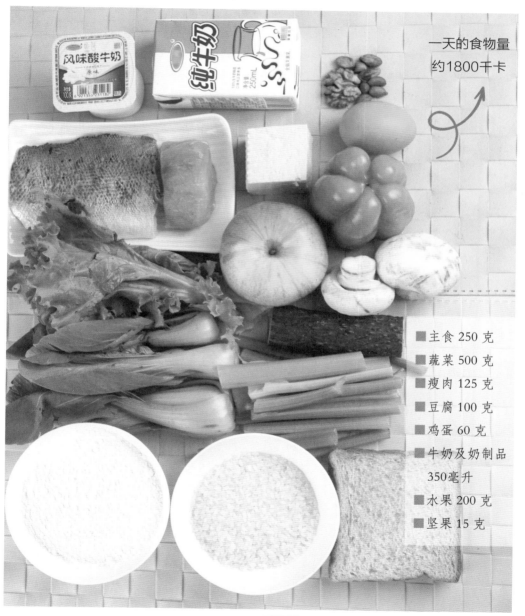

一天的食物量
约1800千卡

■ 主食 250 克

■ 蔬菜 500 克

■ 瘦肉 125 克

■ 豆腐 100 克

■ 鸡蛋 60 克

■ 牛奶及奶制品
350毫升

■ 水果 200 克

■ 坚果 15 克

控制好三餐与零食

掌握了每日摄入各种食物的总量后，还要合理地分配到各餐当中去。

三餐提供的热量占全天总热量比例为：早餐30%左右，午餐35%左右，晚餐35%左右。可根据职业、体能、劳动强度和生活习惯等进行适当调整。

对糖尿病患者来说，建议少食多餐，以保持血糖平稳，所以，适当加餐是必要的。若设置加餐，就应适当减少正餐的量，也就是说，加餐摄入的热量应计入全天的总热量中。加餐应在上午和下午的两餐之间，以及晚上临睡前。

仍以李先生举例，每日需摄入的1800千卡热量，可以这样安排到一日中去。

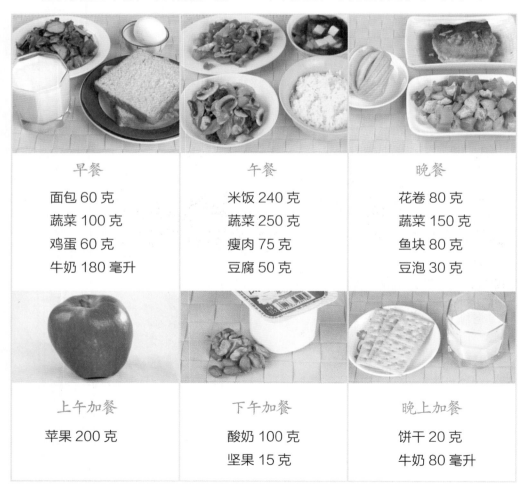

早餐

面包 60 克
蔬菜 100 克
鸡蛋 60 克
牛奶 180 毫升

午餐

米饭 240 克
蔬菜 250 克
瘦肉 75 克
豆腐 50 克

晚餐

花卷 80 克
蔬菜 150 克
鱼块 80 克
豆泡 30 克

上午加餐

苹果 200 克

下午加餐

酸奶 100 克
坚果 15 克

晚上加餐

饼干 20 克
牛奶 80 毫升

让饮食结构更合理

超重或肥胖的糖尿病患者，多少都存在饮食结构不合理的问题，如每餐主食多、肉食多、煎炸食物多、蔬菜少、食物加工过细、零食多等。

根据我国居民的饮食特点和习惯，在控制摄入总量的基础上，重点还应放在饮食结构的调整和改进上。

控制每天总热量的摄入，但也不要低于每天1000千卡

少吃精米白面，少喝烂粥，多吃粗粮、薯类

饮食要低糖、低盐、低油脂，减少脂肪摄入，脂肪摄入量应控制在总能量的25%~35%

以瘦肉、牛奶、鸡蛋和植物蛋白（豆类）作为蛋白质主要来源，保证营养，少吃肥肉，少煎炸

每天吃蔬菜500克以上，包括绿叶菜、茄果、根茎等多种类蔬菜

少食多餐，每天5~6餐

怎样抵抗饥饿感

控制饮食的开始阶段，会有一定程度的饥饿感，建议节食也要慢慢来，不宜突然大幅度节食，可以从每天少吃一两口开始，让身体逐渐适应，饥饿感就不会太明显了。

进食过快是引发食量超标的重要原因。进餐时要细嚼慢咽，充分咀嚼后再下咽，这样有利于食物的消化，减轻肠胃负担，增强饱腹感。每餐就餐时间应达20~30分钟，稍有饱腹感就放下碗筷，这样才能给大脑留出接收"吃饱信号"的时间，避免食量超标。

在肚子感觉有点空时，多饮水也可以有所缓解。

此外，在减肥期间，视线范围内最好不要放太多零食，以免看到食物就忍不住想吃。

🔔 控制饮食不等于饿肚子，并不提倡过度节食，以免造成低血糖，反而给身体造成损害。饥饿感较强时，还是应该及时补充含糖食物，不要一味忍耐。

减少久坐状态，保证每天活动量

想要减轻体重，就要增加日常身体活动量，这包括各种不同强度的运动和日常活动，以促进多余能量的消耗。关键是要克服慵懒、倦怠、困乏的状态，让自己动起来。

超重或肥胖者一定要改变久坐不动的生活方式，增加运动机会。尽可能把运动生活化，不受时间、场地、环境、天气等客观条件的影响，不给自己找任何借口，在日常生活中随时随地进行，让运动成为一种"常态"。养成一种积极、活跃的生活方式，对全面改善血液循环和代谢功能都大有裨益。

减少久坐时间

在办公室工作时，每隔1小时，就应该站起来活动一下，来回走一走，伸展一下四肢，做做健身操、八段锦，或上下楼梯，都可以起到运动效果。

下班以后，尽量不要长时间宅在家里，少看电视、看电脑、刷手机，做家务、出门散步、外出游玩、逛街、遛狗、踢毽子，都是增加运动量的好方法。

利用上下班时间

上下班的路上选择步行、骑自行车，是非常好的锻炼方式，尽量减少开车出行以及坐车的时间。坐公交车或开车上班者，可以提前一站下车或停车，然后快步走，或骑共享单车。这样既锻炼了身体，又符合绿色出行的理念，两全其美。

运动多样化，找你喜欢的

运动锻炼并不是一定要跑步、打球，只要是增加耗能的身体活动都可以多多进行。最好能培养自己的运动喜好和习惯，长期进行运动锻炼，让其成为日常生活的一部分。如有人爱跳舞，有人爱打乒乓球，有人爱瑜伽，长期坚持都非常有益。

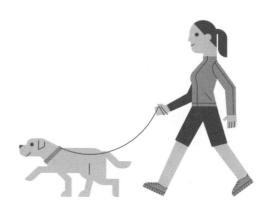

有氧运动配合力量练习，瘦身效果最好

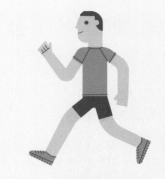

每周至少150分钟中等强度有氧运动

2型糖尿病患者每周至少应有150分钟中等强度的有氧运动。建议每周运动5天，每天不少于30分钟。

有氧运动是指富有节奏性、持续性，时间较长、运动强度中等的恒常耗氧运动。对于提高心肺功能、促进人体代谢最为有益，安全性也较高。有氧运动以中度，即感觉运动时有点用力、微微出汗、心跳（最大心率的50%~70%）和呼吸加快但不急促、运动后感觉轻松舒适为最佳。

中等强度有氧运动为主
每周5次，每次不少于30分钟
每周不少于150分钟

中等强度的有氧运动包括：快走、骑自行车、打太极拳、慢速爬楼梯、乒乓球、高尔夫球等。

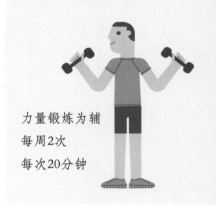

力量锻炼为辅
每周2次
每次20分钟

力量锻炼有辅助效果

糖尿病患者如果没有禁忌证，每周最好进行2~3次中度力量锻炼，每次20分钟。两次锻炼间隔时间应超过2天（48小时），对控制体重、降糖、降脂效果更好。

力量锻炼也具有控制血糖的作用，与有氧运动联合进行，可更大程度地改善代谢功能。力量锻炼可增加肌肉，减少体脂量，改善胰岛素的敏感性，提高骨密度，柔韧关节和筋腱，延缓身体老化、肌肉萎缩及腰腿乏力。

中医也认为，糖尿病患者多脾虚。脾主肉，脾虚则肌肉无力、松垂。而力量运动最锻炼肌肉，肉健则脾运健旺，有助于改善脾虚，防治糖尿病。

力量锻炼部位包括上肢、下肢、躯干等主要肌肉群。以1~3千克的哑铃锻炼为宜。不宜进行大负重、需要爆发力的高强度力量训练。

运动中的注意事项

小心低血糖

糖尿病患者在运动时要特别小心低血糖的问题，尤其是服药或注射胰岛素的患者，千万不要在饥饿、空腹状态下外出运动，以免诱发低血糖。

近期有过低血糖者或注射胰岛素者最好在运动前后都测一下血糖。若近期运动量大，最好临时调整饮食及药物治疗方案，以免发生低血糖。胰岛素注射后要按规定进餐，切不可禁食和空腹，更不宜马上运动。

运动适宜在餐后1~2小时血糖较高时进行。如果在用餐2小时以后运动，且运动时间较长时，要在中途适当加餐，以防发生低血糖。

运动中一旦出现饥饿、头昏眼花、四肢无力、冒冷汗等症状，则可能是低血糖，继续运动有危险，要立即停下来进食，以防低血糖昏迷。

这些运动不适合

糖尿病患者应避免高强度运动、剧烈运动，也尽量不参加对抗性及用力过猛的运动。

较大强度运动包括快节奏舞蹈、快跑、跳高、跳远、举杠铃、快速游泳、骑车上坡、足球、篮球、拔河等，均不宜进行。

避免有身体直接接触、冲撞的运动，如足球、篮球、摔跤、散打等，严防体力消耗过大和皮肤、筋骨、腿足部位受伤，一旦受伤难以愈合。

这些情况马上喊停

运动过程中应感到轻松愉快，身心畅达。若出现任何不适，如腿痛、脚痛、胸痛、胸闷、憋气、眩晕、头痛、肌肉及关节疼痛、视力模糊、恶心等症状，说明运动过度，可能发生低血糖或心脑血管意外，应马上停止运动，在原地休息或尽快到附近医院治疗。

这类患者不宜运动

血糖控制极差（空腹血糖>16.7毫摩尔/升）、反复低血糖或血糖波动较大，有急性脱水等并发症、合并急性感染、增殖性视网膜病变、严重肾病、严重心脑血管疾病（不稳定性心绞痛、严重心律失常、一过性脑缺血发作）等情况时禁止运动，病情控制稳定后方可逐步恢复运动。

坐久了，靠墙站一会儿

对于经常久坐不动的糖尿病患者，有一个简单有效的调整运动，就是靠墙站立。坐久了，就靠墙站一会儿，不仅可以适当耗能，促进糖类和脂类代谢，还能调整身体姿态、增强肌肉力量、缓解肩颈和脊椎疲劳、减肥瘦身，好处多多！

从站1分钟开始，慢慢延长至5~15分钟，时间可长可短，有空就站一会儿。

经常站立对各类糖尿病患者均有好处，尤其是对一些有并发症、不太敢运动的人以及体力不佳的老年人，这样的运动既能起到锻炼作用，又是非常安全的。

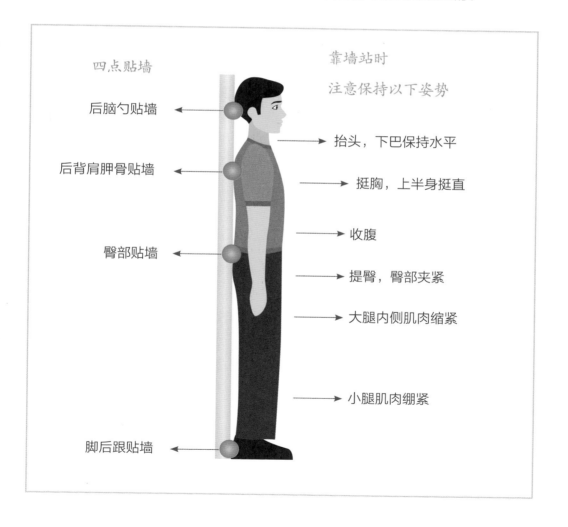

四点贴墙

后脑勺贴墙

后背肩胛骨贴墙

臀部贴墙

脚后跟贴墙

靠墙站时
注意保持以下姿势

抬头，下巴保持水平

挺胸，上半身挺直

收腹

提臀，臀部夹紧

大腿内侧肌肉缩紧

小腿肌肉绷紧

由胖突然变瘦，
可能是血糖惹的祸

消瘦是糖尿病的典型症状之一

糖尿病的典型症状是"三多一少"，即多饮、多尿、多食及体重下降，也就是说，消瘦是糖尿病早期表现之一。也有不少老年糖尿病患者"三多"症状不是很明显，但表现为突然变瘦。

这主要是由于糖尿病患者胰岛素分泌不足，或者胰岛素抵抗，导致胰岛素相对不足，血糖升高。此时，身体为了维持能量的需要，只好去大量分解体内储存的脂肪和蛋白质，来为日常活动提供能量，因此，造成脂肪和蛋白质消耗过多，出现消瘦甚至虚弱的状况。

突然消瘦要引起高度重视

当一个人从原来胖胖的状态突然变得消瘦时，如果不是刻意减肥，也没有生活方式的明显变化，甚至吃得很多却越来越瘦时，一定要去测一下血糖。对老年人不明原因的消瘦，应常规化验血糖、尿糖，以排除糖尿病。

如果通过治疗，把血糖降下来，营养吸收好了，体重也自然能增长到正常水平。

"老来瘦"不可过度

有些人认为"老来瘦"是健康的表现，"有钱难买老来瘦"嘛。其实，消瘦对老年人有很大危害，还是要让体重达到正常标准，不可过瘦。

老年人消瘦的危害

1 太瘦的老年人常伴有代谢障碍、营养不良，以致对疾病的抵抗力较弱，易患多种急慢性传染病。糖尿病患者易发糖尿病肾病、神经病变、低血糖等并发症，向虚弱型糖尿病发展。尤其对老年人来说，感染机会增多，对健康的危害远大于高血糖。

2 手术及创伤后，伤口愈合需更多蛋白质及能量，而消瘦的老人却没有这些促进恢复的"本钱"，伤口愈合及体力复原都比较困难。

3 老人过瘦，体内脂肪、蛋白质及水分均不足，容易发生皮肤干皱脱水、皮肤瘙痒、畏寒、疲倦、乏力、虚弱等状况，也难以应对一些慢性消耗性疾病。

4 老人若太瘦，缺少钙的补充，骨密度也会降低，跌倒时缺乏脂肪缓冲保护，更易骨折。

监测体重，对体重变化心中有数

平时应经常监测体重变化，尤其是感觉体重明显改变时，要做好变化记录，如几个月减轻了多少千克，这些对医生判断病情都是有帮助的。

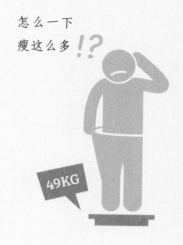

怎么一下瘦这么多!?

49KG

对中老年人不明原因的消瘦，不要一概认为是健康的标志而掉以轻心，实际上可能是体内某些潜在的疾病所致。除了糖尿病之外，甲状腺功能亢进、肠胃疾病、癌症等，都可能会导致消瘦。特别是出现癌症的时候，人不是变瘦，而是"暴瘦"，一个月体重可以掉10~15千克以上。一旦出现这种情况，如果血糖没问题，最好做一下相关的癌症标志物检查。

二甲双胍整体耐受性好，安全性高，可单独使用也可联合其他药物使用，是目前2型糖尿病患者的首选用药。它不但能够改善胰岛素抵抗、降低血糖，还能预防糖尿病引起的大血管和微血管病变，改善血脂代谢、减少心血管并发症发生概率。绝大部分糖尿病患者都需长期服用。

二甲双胍最常见的副作用是胃肠道反应，一般发生在开始吃药的前3个月，可表现为腹泻、恶心、呕吐、胃胀、乏力、消化不良、腹部不适及头痛。二甲双胍在肝肾功能不全时需遵医嘱服用。缺氧及高热、慢性胃肠病、慢性营养不良时不宜使用。

二甲双胍有一定的降体重作用，虽然它对肥胖型糖尿病患者更合适，但偏瘦的糖尿病患者并非不能使用。服用期间最好通过其他药物调整好肠胃，避免出现消化不良、越吃越瘦的情况。

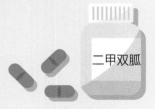

二甲双胍

控制好血糖，有助于体重增加

如果是以前超重或肥胖的患者，体重下降一些，对于控制糖尿病是好事。但如果原本体形就在正常范围，再下降到消瘦状态，或者从超重状态快速下降至低于正常标准的10%，那就要引起重视，适当增重了。

患了糖尿病，首先要做的就是控制血糖。改善体内的胰岛素水平，使血糖稳定在正常范围，体内血糖被充分利用，不再需要分解脂肪和蛋白质，这时候体重就可以慢慢回升。

任由血糖处于高水平，体重往往难以保持在理想状态，而低体重又使身体虚弱，经不起消耗，难以应对糖尿病后期的多种并发症。因此，一定要保持体内胰岛素水平，以稳定血糖，使糖尿病患者保持良好的体重。

及时调整降糖药物和剂量

有些降糖药物有降体重的副作用。如最常用的降糖药二甲双胍，常会引起肠胃不适，影响营养吸收，长期服用可能导致体重下降。

如果糖尿病患者体重下降过快或消瘦比较严重，低于正常标准时，最好向医生咨询一下，是否可以调整用药，如考虑联合用药，加用一些护胃的药物，有助于体重的增加。

坚持运动，
要增加肌肉而不是脂肪

适当运动可增重

都说运动减肥，那消瘦的糖尿病患者为什么也要坚持运动呢？不会越来越瘦吗？其实，运动可以全面调整和改善人体的内分泌和免疫功能，对增重同样有效。

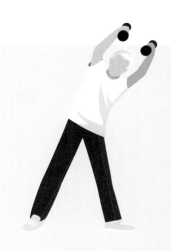

❶ 运动能促进葡萄糖的利用，增加胰岛素的敏感性，有助于平稳血糖，血糖正常了，体重可有所恢复。

❷ 运动能增强食欲，提高肠胃消化功能，促进营养吸收。

❸ 运动能增长肌肉，而不是脂肪，肌肉比脂肪重，肌肉增加能使体重增加，避免肌肉萎缩，人体的力量、耐力、抗病能力都有所提升，对预防糖尿病并发症及感染性疾病非常有益。

❹ 运动能增加钙质吸收，增加骨密度，也能起到增重作用，并减少骨折风险。

力量锻炼有助于长肌肉

适合体瘦者的运动为无氧运动，即中高强度、短时间、多次进行的运动。其中，力量锻炼增强肌肉的效果最好，如哑铃、健身器械等，适当负重可以给肌肉、骨骼充分的刺激，有助于增长肌肉、提高骨密度，从而使体重增加。

在力量锻炼的同时，也要配合做一些拉伸、体操、瑜伽、太极拳等活动，使肌肉和筋骨更柔韧。

■消瘦的老年人运动时要量力而行，根据自己的体力状况调整运动量，不可勉强。适当锻炼对增重是有益的。但在虚弱乏力、腰酸腿痛的情况下，还是以静养为佳。

■避免运动过度，否则越动越瘦，不要出现疲劳、乏力、酸痛、虚弱的状况，尤其要小心低血糖。

■户外运动注意安全。低体重者不耐寒冷，也容易骨折，户外运动时要加强保暖和防护。

■在选择运动项目时，应避免一些消耗性的有氧运动，如长距离走、慢跑、游泳、跳舞、登山等，这些运动是减重者的选择。

要想增重，调整心态也非常关键。长期焦虑、抑郁、悲观、愁苦的心理状态，对人是一种精神消耗，不利于增重。因此，消瘦者首先要把心态放平和，好好吃饭，好好睡觉，好好休息，避免操心劳神、耗损精力，让自己保持轻松愉悦、宽容大度、笑口常开的状态。俗话说"心宽体胖"，心不宽，体难胖，不是没有道理的。

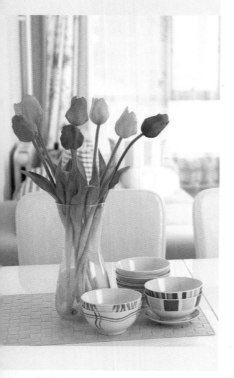

适当增加每日摄入热量

在保证血糖稳定的前提下，消瘦的糖尿病患者可以适当增加每日摄入总热量，以增加20%左右为宜，目标是满足更多的营养需求，达到或维持理想体重。

2型糖尿病患者不论胖瘦，都不建议长期极低热量（每天<800千卡）饮食，否则，容易造成营养不良，消瘦者更会加重虚弱。

如果食欲不好、挑食、偏食或饭量比较小，每餐吃得不多，可以通过加餐来补充能量。

少食多餐，
有利于营养吸收

进餐应定时定量，少食多餐。

尽量保持碳水化合物均匀分配，避免一餐过少、一餐过多的情况，以保持血糖稳定。

暴饮暴食最不利于血糖控制。一次进餐过多、过饱，餐后血糖升得过高，会引起血糖大幅波动。所以，糖尿病患者无论胖瘦，都应少食多餐。每餐以七八分饱为宜，不足部分通过两餐中间加餐来补充。

❶ 早餐要吃饱： 上午一般活动较多，消耗最大，多吃些可以保证能量供应。

❷ 午餐要吃好： 下午小肠的消化吸收能力最强，午餐最好能多吃些高蛋白、高营养的食物。

❸ 晚餐要吃少： 晚餐后身体活动少，多吃不利于晚餐后血糖及空腹血糖控制。

加强营养，增加高蛋白、低脂肪食物

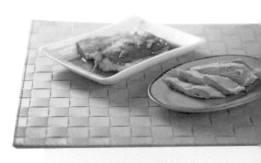

增加营养离不开蛋白质和脂肪

蛋白质和脂肪都是人体不可或缺的物质。适量摄入，既可以维持健康体重，又可保证优质蛋白质的供给，防止出现营养不良、虚弱、体重快速下降的状况。尤其是妊娠期、高龄和已经消瘦的糖尿病患者，不提倡长期全素饮食。

肾功能正常的糖尿病患者，蛋白质摄入量可占全天热量摄入的15%~20%。膳食中脂肪提供能量应占总能量的20%~30%，其中，摄入的脂肪应以不饱和脂肪酸为主，尽量减少反式脂肪酸的摄入。

增加肉、蛋、奶的摄入

消瘦的糖尿病患者摄入的蛋白质中应保证优质蛋白质摄入比例超过1/3。选择肉类时，以高蛋白、低脂肪的鱼肉、虾肉、鸭肉、鸡肉、瘦牛肉、猪里脊肉为主。瘦肉所含的脂肪及热量相对较低，蛋白质比例较高，应该多吃。肥肉可以适当吃，但不宜过多。

鸡蛋营养价值高，是补充蛋白质的理想食物，但考虑到胆固醇的影响，每天不要超过1个。

牛奶等乳制品是蛋白质和钙的良好来源，且有滋阴润燥的作用，对改善糖尿病阴虚内热的症状有好处，应保证每天至少喝250毫升牛奶。容易肠胃胀气者可用酸奶代替。

此外，也可选择大豆及豆制品来补充蛋白质，但效果不及肉类。

高脂肪食物仍要少吃

即便是消瘦者，也不宜多吃高脂肪食物。脂肪所产热量是糖类的2倍多，高脂饮食会妨碍糖的利用，促进产生酮体，诱发和加重酸中毒，过多的脂肪和胆固醇还易引起动脉粥样硬化。因此，饮食中仍要注意控制肥肉、油炸类食物、动物内脏及奶油制品等。

肉类这样选择

■在不同品种的肉中，猪肉脂肪含量较高，牛肉、禽肉脂肪含量较低，鱼肉含不饱和脂肪酸最高，对健康更有益。

■不同部位肉的脂肪率也不同。如猪肉、牛肉中，都是五花肉脂肪含量最高，肩胛肉、里脊肉、腰脊肉及大腿肉脂肪含量最低。鸡肉中，鸡皮、鸡翅脂肪含量最高，而鸡胸肉脂肪含量最低。

■禽肉中，鸭肉滋阴效果好，比鸡肉更适合糖尿病患者。

咖啡、浓茶均不利于人体对铁和钙的吸收利用，瘦弱者少喝为佳。

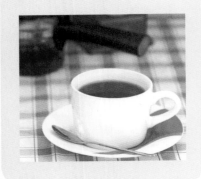

一般成年人每天应摄入250～300克谷粮类食物。

糖尿病患者可根据自身热量需求增减，但每天应不低于150克，不超过400克。

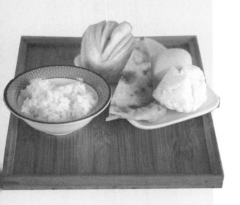

多吃高铁、高钙食物，预防贫血虚弱

消瘦者容易出现贫血、乏力、骨质疏松、易骨折等虚弱状况，这就要求在饮食中应注意多吃高铁、高钙食物。

❶ 高铁食物：牛肉、猪肉、黑木耳、黄豆及豆制品、菠菜、花生等。一些富含维生素C的食物有利于促进铁的吸收，如番茄、猕猴桃等，也可适当食用。

❷ 高钙食物：牛奶及奶制品、豆类及豆制品、芝麻酱，以及虾皮、贝类等海产品。

主食不能吃太少

日常饮食中碳水化合物所提供的能量应占总能量的50%~65%。对碳水化合物数量、质量的合理控制是血糖控制的关键环节。

主食摄入过多时，餐后血糖容易快速升高，但若主食摄入过少，血糖同样容易不稳定。如果碳水化合物摄入低于总热量摄入的50%，有些不吃主食的人碳水化合物摄入仅占20%，长期处于半饥饿状态，易使血糖起伏不定，令人感觉疲惫乏力，出现酮症酸中毒及其他并发症，并诱发低血糖。

主食无论何时都是饮食的基础，面食比米食的增重效果更好。

适当控制高纤维食物，做到粗细结合

高纤维食物是人体必需物质，可有效降低2型糖尿病的发病率，尤其对于有肥胖、便秘、合并高血压、高脂血症者非常重要。但对于消瘦者要适可而止，不能摄入过多，否则易影响人体对蛋白质及铁、钙等营养的吸收，造成营养不良、虚弱、免疫力下降，反而有害。富含高纤维食物的食物主要是粗粮类主食和蔬菜。

粗粮类主食要限量

为了控制餐后血糖，一般建议糖尿病患者在主食中增加粗粮、豆类及薯类食物，每天50克左右（全部主食的1/5左右），种类要多样。

但对于消瘦者，粗粮不能吃得过多，精米、白面和五谷杂粮要适当搭配，并减少粗粮比例。主食不宜过细也不宜过粗，全粗粮饮食没有必要，也不提倡。

少吃苦寒、粗硬的蔬菜

蔬菜是膳食纤维的宝库。健康成年人每日应摄入300~500克蔬菜，超重或肥胖的糖尿病患者以500~600克为佳。但如果是消瘦的糖尿病患者，不要盲目增加蔬菜量，每天以300~400克为佳，不宜超过500克。

在品种上，应多选择对补益气血、滋阴润燥有益的蔬菜，不宜多吃过于苦寒、粗硬的蔬菜，以免出现排泄过多、加重瘦弱的状况。

■消瘦者不宜多吃的粗粮：玉米、荞麦、高粱米、糙米、燕麦、大麦、绿豆、红豆、红薯等。

■消瘦者可以适当多吃的蔬菜：山药、土豆、胡萝卜、南瓜、番茄、茄子、莲藕、香菇、油菜等。

■消瘦者不宜多吃的蔬菜：苦瓜、茼蒿、生菜、芥蓝、韭菜、萝卜、黄瓜、竹笋、冬瓜、黑木耳、海带、洋葱、西蓝花等。

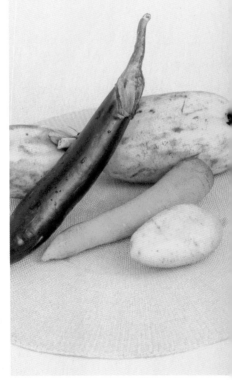

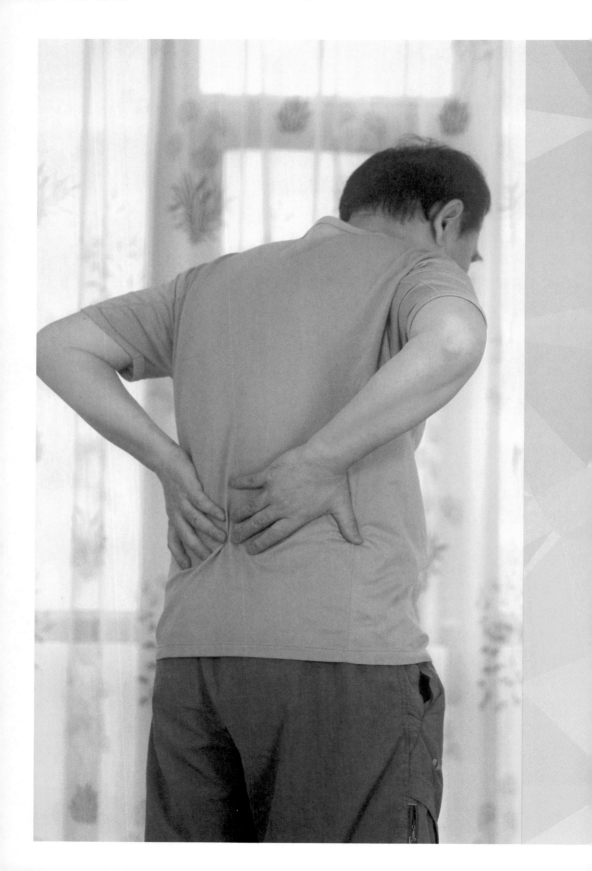

第三章 加强调护，有效阻断糖尿病肾病

患糖尿病时间越长，越容易往糖尿病肾病方向发展，最终出现肾衰竭，治疗起来相当困难。因此，糖尿病肾病是糖尿病患者要重点防范的并发症。调养得当，就能最大限度地延缓其发生和发展。

糖尿病肾病 是最严重的并发症之一

第三章 加强调护，有效阻断糖尿病肾病

糖尿病不断发展就会引发肾病

糖尿病肾病是糖尿病的严重并发症之一，也是糖尿病不断发展、恶化后的一个趋势。我国20%~40%的糖尿病患者合并肾病，发生肾衰的概率比非糖尿病者高17倍，现已成为慢性肾功能不全和终末期肾病的主要原因，死亡率很高。

糖尿病易发肾病，是由于糖尿病可引起微血管病变，导致肾组织缺血、缺氧，使血液黏稠度增高，红细胞变形能力减弱，出现肾小球毛细血管内压力增高，肾小球动脉阻力增大，超滤压升高，导致蛋白尿、水肿。一旦肾脏发生病变，就会影响人体代谢物的排出，严重时会出现肾功能不全、尿毒症等，危及生命。

糖尿病肾病多发生于患糖尿病10年以上的病人。常伴有高血压、肌酐清除率下降，如不经治疗，一般4年内发展至肾衰竭。

因此，预防和延缓肾病的发生和发展，养护好肾脏，对糖尿病患者至关重要。

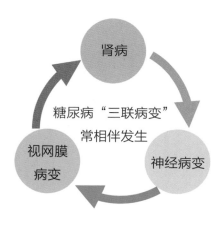

糖尿病"三联病变"常相伴发生

有这些症状就要小心了

糖尿病肾病的危险因素包括：年龄超过50岁、病程10年以上、合并高血压、肥胖（尤其是腹型肥胖）、高脂血症、高尿酸等。

早期肾病不易察觉，当出现以下症状时，肾病可能已经发展到一定程度了。

水肿	早期一般无水肿，少数病人在血浆白蛋白降低前有轻度浮肿。若大量蛋白尿、血浆白蛋白低、浮肿加重，多已至后期。
微量白蛋白尿	临床糖尿病肾病早期唯一的表现为微量白蛋白尿。白蛋白尿从间歇性逐渐发展为持续性。
贫血	有明显氮质血症的患者，可能会有肾性贫血表现。
肾功能衰竭	表现为少尿或多尿、蛋白尿、高血钾、酸中毒、氮质血症及尿毒症等，严重时危及生命。
高血压	2型糖尿病的肾病患者多数伴有中度高血压，少数为重度高血压。
其他脏器并发症	如心力衰竭、心肌梗死、神经病变、视网膜病变等。

注意观察小便

多尿是糖尿病的典型症状之一。由于高血糖对人体损害很大，人体为了保护自己，不得不通过尿液排出多余糖分，使尿量明显增多。

除了尿量大，排尿次数也增多，往往一两小时就要小便1次。长期的尿多会对肾小球产生一定危害，加速肾病发展。

此外，还要观察尿的形态变化，尿蛋白较多时，尿液呈现浓厚的白色泡沫，即"泡沫尿"，是肾病的典型特征。

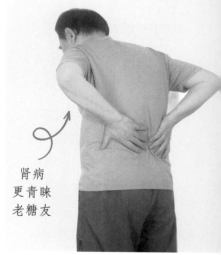

肾病
更青睐
老糖友

慢性肾病是逐渐发展的

糖尿病肾病从轻到重分为以下5期。

I 期　肾小球高滤过期

肾小球滤过率（GFR）正常（≥90毫升/分钟），肾体积增大，但肾脏没有病理组织学的损害。此时经过胰岛素治疗，是有可能恢复的。

II 期　正常白蛋白尿期

无临床症状，尿蛋白正常或休息后可恢复，但肾小球已出现结构改变，GFR轻度下降（60~89毫升/分钟），糖化血红蛋白常>9.5%。多发生于患糖尿病2年以上者，也有人能保持很多年甚至终生处于此阶段。

I、II 期为"糖尿病肾损害期"，患者一般没有什么不适，GFR增高，血压多正常，故此期还不能称为"糖尿病肾病"。

III 期　早期糖尿病肾病期

GFR轻中度下降（45~59毫升/分钟），微量尿白蛋白出现。血压轻度升高，降低血压可部分减少尿蛋白排出。肾小球结构明显改变，并已开始出现肾小球荒废。多发生于病程超过10年的糖尿病患者，并随病程延长而增多。

III 期为"肾病早期"，是肾病高危期，也是可以恢复的最后时期。

IV期	临床糖尿病肾病期（显性糖尿病肾病期）

出现典型的糖尿病肾病症状：大量尿蛋白、水肿和高血压。尿蛋白逐渐增多至大量，患者肾小球病理损害程度严重，往往同时伴有轻度镜下血尿。GFR重度下降（15~29毫升/分钟），但大多数患者血肌酐水平尚不高，有效的降血压治疗可减慢GFR下降速度。多发生于患糖尿病15~25年者。

临床肾病期

V期	肾功能衰竭期

肾脏滤过功能进行性下降，导致肾功能衰竭，GFR严重降低（＜15毫升/分钟），血肌酐水平超过180微摩尔/升，尿素氮增高，伴严重的高血压、水肿和低蛋白血症。病人普遍有胃肠反应，如食欲减退、恶心呕吐，并可继发贫血和严重的高血钾、代谢性酸中毒，还可继发尿毒症性神经病变和心肌病变，均是糖尿病肾病晚期者致死的原因。此时要及时进行透析治疗或肾移植。

终末期肾病（肾病晚期）

肾病很难根治，但可以减缓

糖尿病肾病是一个逐渐发展的过程，一旦临床表现比较明显，就已经很难根治了。所以，最重要的还是预防，避免其发生。如果能积极养护，可以只停留在Ⅰ、Ⅱ期，往往20~30年后仍无明显的肾脏损害。如果发展到了Ⅲ期，积极治疗的话，还是可以缓解的，否则很容易向Ⅳ期发展，出现典型的肾病表现。一旦到了Ⅳ期，病程已经不可逆，绝大多数患者会进入Ⅴ期，发生肾衰竭。

如何预防糖尿病肾病的发生

每年筛查，早防早治是关键

1型糖尿病患者一般5年后才会发生糖尿病肾病，2型糖尿病患者在诊断时即可伴有糖尿病肾病，且早发者（即40岁之前确诊糖尿病）患糖尿病肾病的风险显著高于晚发者。

这些指标要经常检查

建议所有2型糖尿病患者每年至少进行一次肾脏病变筛查，包括尿常规、尿白蛋白/肌酐比（UACR）和GFR。

这种筛查方式有助于发现早期肾脏损伤，并鉴别其他一些常见的非糖尿病性肾病。

■ UACR：用于监测尿蛋白排出情况，可靠反映24小时尿蛋白量。正常人为 < 0.10 ～ 0.20 毫克/毫摩尔，定性为阴性（－）。> 0.15 毫克/毫摩尔时，称微量蛋白尿，可出现阳性（＋），> 3.5 毫克/毫摩尔时为大量蛋白尿，持续出现则往往代表肾脏发生病变。

糖尿病患者UACR应控制在：

男 < 2.5 毫克/毫摩尔 ，女 < 3.5 毫克/毫摩尔

■ GFR：为单位时间内两肾生成滤液的量，用于早期了解肾功能减退情况。正常成人为125毫升/分钟左右，肾病患者会不同程度地降低。

多注意日常病症变化

糖尿病患者平时要注意观察自己的血压、水肿、尿量、尿检结果及肾功能变化。

对于每次的检查结果要保存记录，密切观察各项生化指标的变化情况。

观察有无贫血、电解质紊乱、酸碱失衡、尿素氮升高等情况。如发现异常应及时告知医师，尽早应对。

降血糖、控血压是最好的预防

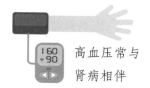

高血压常与
肾病相伴

有效地降糖、降压可延缓糖尿病肾病的发生和发展。

选择可保护肾脏的降糖药

高血糖是糖尿病肾病发生的最大诱因，血糖控制好，早期肾脏病理改变常能恢复，并延缓肾病的发展。良好的血糖控制可以使1型糖尿病肾病的发生率下降一半，2型糖尿病肾病的发生率下降1/3。所以，严格控制血糖才是防病根本，所有糖尿病肾病患者都应进行合理的降糖治疗。

在长期的口服降糖药物治疗中，可能存在通过肾脏代谢的药物，因此，糖尿病患者要及时了解自己的肾功能状况，便于医生调整用药品种和剂量。

肾功能不全的患者可优选从肾脏代谢较少的降糖药，严重肾功能不全患者宜采用胰岛素治疗。

控压与控糖同样重要

抗高血压治疗对于延缓GFR下降速度很重要，应该说与控制血糖同样重要。已合并有高血压者应坚持服用降压药，把血压控制在以下范围。

❶ ＞18岁的非妊娠糖尿病患者：血压应≤140/90毫米汞柱。

❷ 伴有白蛋白尿的患者：血压≤130/80毫米汞柱，标准严格一些更为有益。

❸ 舒张压（低压）不宜过低：中青年患者不宜＜70毫米汞柱，老年患者不宜＜60毫米汞柱。

补充优质蛋白质，保证营养

还没有发生肾病时，可适量补充优质蛋白质，以保证营养。摄入蛋白质以容易吸收的优质动物蛋白质为主，如牛奶、鸡蛋、鱼肉、瘦肉等。

如果已经出现肾病，应根据蛋白尿的程度及肾功能情况，控制蛋白质的摄入。

蛋白质摄入过多，会增加肾脏负担，引起蛋白尿升高、肾功能下降、心脑血管病及死亡风险增加。因此，肾功能不全及尿素氮很高时，应及时减少蛋白质摄入量，不仅能减轻肾脏负担，而且有助于减少尿蛋白排出量。

按体重计算每日蛋白质摄入量

每日蛋白质摄入量可以按体重计算，一般以0.8克/千克体重为宜。过高的蛋白摄入，如大于1.3克/千克体重，肾脏会不堪重负，导致肾病加重。但也不能过低，否则不仅不能延缓糖尿病肾病进展，还会造成营养不良、身体虚弱。

已经开始透析的糖尿病肾病患者，蛋白质摄入量可适当增加。

每千克体重的蛋白质每日适宜摄入量

肾病分期	每日蛋白质摄入量（克/千克体重）
Ⅰ、Ⅱ期	<1.0~1.2
Ⅲ期	0.8~1.0
Ⅳ期	<0.8
Ⅴ期	<0.6
	透析者1.0

多用动物蛋白，少用植物蛋白

摄入蛋白质应以优质动物蛋白质为主，尤应选择"白色蛋白"（烹饪后为白色）；如鱼肉、鸡肉、牛奶、鸡蛋等。鱼肉、鸡肉的肉质更为细嫩，对于比较虚弱者及脾胃不佳者，其蛋白质成分更容易消化吸收。

尽量少用黄豆、绿豆等豆类植物蛋白，因其蛋白质利用率低于动物蛋白，且豆类食物及豆制品含钾量偏高，多吃容易增加肾脏负担。尤其是晚期糖尿病肾病患者，要限制摄入豆腐、豆浆等质量较低的植物蛋白。

举例：一个男性糖尿病肾病Ⅲ期患者，体重80千克

每日蛋白质摄入量约为：80×0.8＝64克

每天摄入以下食物量即可达到蛋白质摄入标准

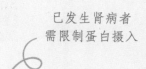

已发生肾病者
需限制蛋白摄入

每日摄入蛋白质（64克）食物量表

食物名称	食用重量	单位重量 含蛋白质量	蛋白质含量	备注
牛奶	257克	3克/100克	7.7克	250毫升（1袋）
鸡蛋（全蛋）	50克	12.8克/88克	7.3克	1个
鸡胸脯肉	253克	19.4克/100克	49克	不带皮
合计			64克	

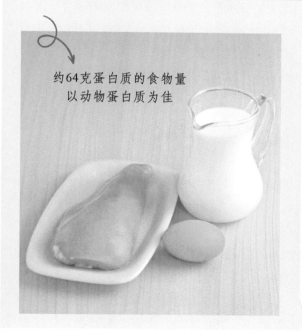

约64克蛋白质的食物量
以动物蛋白质为佳

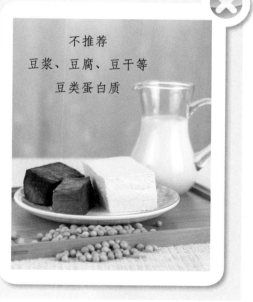

不推荐
豆浆、豆腐、豆干等
豆类蛋白质

　　我国2型糖尿病伴白蛋白尿患者普遍维生素D水平较低，如能增加维生素D，对缓解病情会有一定帮助。多晒太阳可以安全有效地补充维生素D。

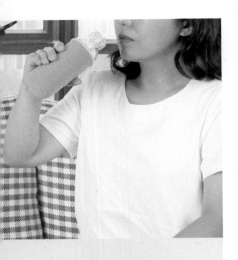

■要注意食物本身含的水分。如吃了汤面、馄饨等汤水含量较多的食物，应适当减少饮水量。

■如果口干、口渴明显且伴有水肿时，可以少量饮用玉米须茶、薏米茶、冬瓜汤等利尿汤水，以利水消肿，保证体重不增加为目的。

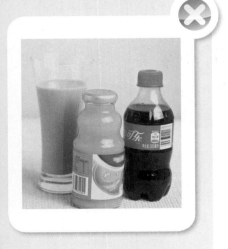

合理喝水

如果没有尿少、水肿、心衰等情况，水分不要盲目限制，要根据水肿、血压变化情况决定水的摄入量。一般应保证每天喝1500~2000毫升的水，以利于代谢废物的排出。

饮水以白开水、矿泉水、淡茶水为佳。少喝奶茶、汽水、果汁及浓茶、咖啡。

发生水肿的患者，不宜摄入过多水分，当肾脏衰竭且排尿减少时，水分会蓄积在体内，使心脏负荷增加，加重水肿，甚至出现心力衰竭、心包积液、呼吸困难等。

此时的饮水量应根据排尿量和水肿程度而定。水肿较明显时，每日摄入水以600~800毫升为宜，不应超过1000毫升。

但如果有尿路感染的情况，需增加饮水量。

控盐要更严格

糖尿病肾病患者一定要饮食清淡，减少盐、酱油、味精等高钠调味品的摄入，以免增加肾脏负担。肾病有高血压及水肿时，无法将体内的钠离子排出体外，造成腹水、胸腔积液、血容量增加、心脏负担加重，日久会导致心力衰竭。

轻微水肿、高血压者，应低盐饮食，每日3~5克盐，不要吃咸蛋、咸菜、腌制食品、虾皮等，少用酱油、味精调味。

有明显水肿和高血压时，每日2~3克盐，可用醋、姜、蒜等调味品，以增进食欲。

限制钾的摄入

饮食中要适当限制钾的摄入。肾功能受损时，肾脏排钾受阻，钾元素蓄积体内，容易出现高钾血症，诱发心律失常、心脏衰竭甚至心脏骤停等。高钾血症也是尿毒症患者必须进行透析治疗的指征之一。

糖尿病合并肾病者极易出现酸中毒和高钾血症，所以应控制高钾蔬菜、水果、豆干及饮料的摄入，避免体内高血钾的发生。

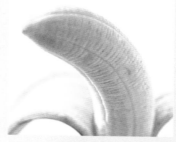

高钾食物有土豆、南瓜、番茄、香蕉、桂圆、桃子、葡萄干、红枣、柿子、鱼类、牛奶、豆类及豆制品、花生、菠菜、油菜、紫菜、海带等。

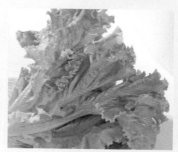

绿色蔬菜含钾量较高，吃蔬菜时最好不要生食，可用沸水焯烫后，去掉汤汁，再用油炒，可以减少钾的摄入。

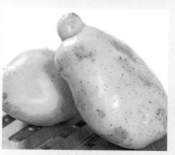

浓缩果汁和肉汁含钾量也比较高，最好少喝或不喝。

如果已经出现肾病，尤其是排尿功能出现障碍者，不可食用低钠盐，因其容易抑制钾的排泄，使体内血钾上升。

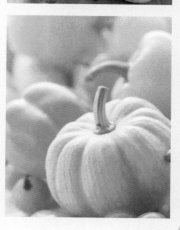

多吃益肾和消肿的食物

多吃有益肾和消肿作用的食物，不仅能减缓肾病发展，对排尿异常、水肿、腰酸腿软、阳痿、视力模糊等肾虚症状也有很好的改善作用。

山药

山药所含的黏蛋白对空腹血糖和餐后血糖都有一定的控制效果。山药还有健脾补肺、固肾益精、强身抗衰的功效，可改善烦热口渴、肺虚咳喘、疲乏无力、脾虚久泻、遗精、带下、尿频等症状，尤宜脾肺肾虚弱的老年糖尿病患者，对防治糖尿病并发肾病、心脑血管疾病等均十分有益。

湿盛中满或有积滞、腹胀、便秘者不宜多吃山药

不要吃鲫鱼鱼子，以免胆固醇及脂肪超标

鲫鱼

鲫鱼所含的优质蛋白容易被人体消化吸收，是糖尿病、肾病、心脑血管病患者的良好蛋白质来源。鲫鱼有健脾利湿、和中开胃、活血通络、温中下气的功效，"治消渴饮水"，非常适合老年体虚、脾胃虚弱、精神倦怠、身重乏力、慢性腹泻，以及合并肾病水肿的糖尿病患者滋补调养。

海参

海参是高蛋白、低脂肪、低胆固醇的营养保健品，也有助于改善胰岛素功能，是降糖食品。海参还具有补肾益精、养血润燥的功效，可增强体力和免疫力，改善疲倦乏力、腰膝酸软、燥热烦渴、失眠、早衰、视力衰退、便秘、高血压等症状，尤宜气阴两虚、体弱乏力的老年糖尿病患者及合并肾病者。

有益肾作用的食物还有枸杞子、核桃、桑葚、莲子、栗子、黑芝麻等，糖尿病患者可作为零食，经常食用可固肾气、滋肾阴、防肾衰。

核桃、黑芝麻脂肪含量较高，而栗子、莲子淀粉含量较高，要控制好食用量，以免影响血糖。

有水肿症状者可多食清淡而有利尿作用的食物，如鲤鱼、鲫鱼冬瓜、绿豆、赤小豆等。

用西瓜皮或玉米须煮水饮用，利尿效果也较好。

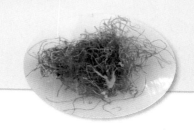

劳逸结合，避免劳累和运动过度

工作、生活长期处于过度疲劳的状态，也容易诱发及加重肾病。

过劳伤肾，长期劳累会使人肾精亏损，继而伤及气、血、津液、皮肉、脏腑、筋骨，出现疲惫乏力、腰酸背痛、筋骨痿软、精神萎靡等肾虚状况。

过劳伤肝，肝功能直接影响人体内分泌，导致出现糖类、脂类代谢异常，使血糖、血脂、血压均不稳定。此外，过度疲劳者损耗了太多阴血，而"肝肾同源"，肝血损伤也会伤及肾功能。

房劳也是"劳"的一种，养肾、护肾还要注意控制性生活，不宜过度。

过度运动或剧烈运动对糖尿病患者不利，尤其是合并肾病者，可能使肾病加重，并可能诱发眼底出血、心脑血管意外、突发低血糖、酮症酸中毒等。

对于病症较轻的患者（无高血压，水肿不明显，无肾功能损害，蛋白尿不多），可以适当多进行一些体育锻炼。

对于水肿比较明显、血压较高或肾功能不全的患者，需要多卧床休息，以静养为主，切勿过度劳累和剧烈运动。

调节冷热，
预防呼吸系统感染

感染是肾病复发、恶化的最常见因素。体内感染会加重肾脏的免疫炎症反应，炎症越活跃，肾脏组织损害越严重。糖尿病患者由于内分泌系统紊乱，自身免疫力会比较低，抗冷热、抗细菌、抗病毒能力均较差。如果发生反复的感冒以及呼吸系统、泌尿系统、皮肤感染等，会加重肾病发展，一定要注意预防。

糖尿病患者对外界冷热的感受能力下降，要特别注意预防感冒以及咽喉炎、鼻炎、气管炎等呼吸系统感染。以下方面尤应注意。

❶ 关注天气变化，及时增减衣物。冬季要避寒，夏季小心空调凉风，春秋季温差变化大，早晚保暖莫大意。

❷ 室内定期消毒，经常开窗换气，保持空气新鲜，温、湿度适宜，避免与感染性疾病患者接触。

❸ 坚持合理适度的运动锻炼，增强免疫力，一能适度降糖，二能预防各类感染的发生，三能加强肾脏的血液流通，有助于修复肾损伤，延缓肾病发展。

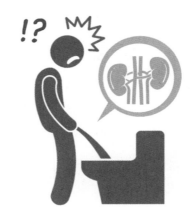

排尿异常及时就医，
避免尿路感染
反复发作

由于糖尿病患者尿中含糖高，卫生不佳时很容易发生尿路感染。

糖尿病患者要注意观察小便状况，如果小便有白色泡沫，表明尿中所含糖或蛋白等物质较高，也可能是由于肾病、尿路感染等引起。

如果有尿淋漓不尽、排尿困难、涩痛灼热，甚至腰痛、发热等，可能有尿路感染、膀胱炎、尿潴留等"糖尿病性排尿障碍"，应及时就医检查，通过抗生素治疗尽快缓解。

平时再忙、再急也不能憋尿，日常注意卫生，勤洗、勤换内衣裤也是有效预防方法。

注意口腔卫生，慎重拔牙

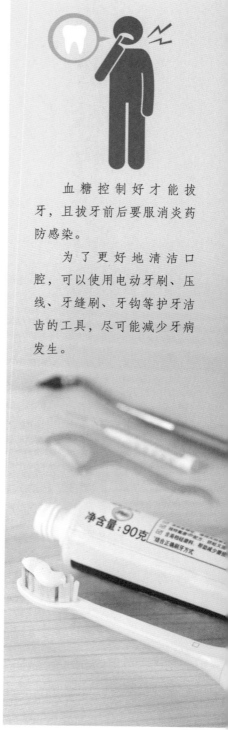

糖尿病与口腔疾病存在密切关系，可引起或加重牙周病、口腔黏膜病变、龋齿、牙齿松动脱落、颌骨及颌周感染等各种口腔疾病。

糖尿病患者唾液量减少，唾液内葡萄糖浓度升高，pH值下降，使口腔的自洁力下降，口腔内环境改变，易引起各种病原微生物的滋生和繁殖，导致口腔发生多种疾病，如舌炎、口腔黏膜炎、龋病等。另外，糖尿病患者多有血管病变，造成牙龈等口腔组织缺血缺氧，血管内皮损伤，容易受到细菌侵袭。同时，糖尿病患者伤口愈合障碍，导致口腔病变迁延难愈。人体长期处于炎症状态，会加剧肾功能损害。急性感染如不及时治疗可能危及生命，因此，糖尿病患者要特别关注口腔健康。

血糖控制好才能拔牙，且拔牙前后要服消炎药防感染。

为了更好地清洁口腔，可以使用电动牙刷、压线、牙缝刷、牙钩等护牙洁齿的工具，尽可能减少牙病发生。

加强口腔清洁

为了防止口腔感染，糖尿病患者平时要加强口腔清洁，及时去除牙石。除早晚认真刷牙外，每次进食后，都要用清水漱口，尽量清除口腔内的食物残渣嵌塞，必要时可用牙线或漱口水。如发生口腔感染，应尽早去医院就诊治疗，不要觉得是小事，放任不管，任由其发展，使炎症长期得不到控制。

拔牙要严防感染

糖尿病患者拔牙一定要慎重，在血糖没有得到控制的情况下，是不能拔牙的，否则很容易发生术后感染。等血糖控制到正常范围，在拔牙前、后，均应按照医嘱口服或注射广谱抗生素，以防止术后感染的发生。

糖尿病肾病发生后 如何调护

第三章 加强调护，有效阻断糖尿病肾病

肾病水肿者饮食控制应更严格

糖尿病肾病性水肿多比较严重，对利尿药反应较差，其原因除血浆蛋白低外，还可能是由于糖尿病肾病的钠潴留比其他原因的肾病综合征严重。

这是因为长期高胰岛素水平改变了组织中钠离子、钾离子的运转和代谢，使糖尿病患者潴钠偏高，如再高钠盐饮食，更是雪上加霜。

糖尿病Ⅳ期之后的患者，尤其出现水肿者，要更严格地控制饮食，做到"低蛋白、低钠、低钾、低水"四低饮食，才能有效缓解水肿症状。

低蛋白	每日蛋白质摄入量为0.6克/千克体重，应选择鸡蛋、牛奶、鱼肉等优质动物蛋白质。透析者每日蛋白质摄入量可增加到1.0克/千克体重。
低盐	严格限盐，每日2~3克盐，尽量减少咸味食物及调味品的摄入。
低钾	限制高钾食物，少生食水果、蔬菜，少喝果汁、肉汁等。
低水	每日摄入水以600~800毫升为宜，不应超过1000毫升。

保证睡眠，不急不躁

睡眠充足是养肾、补肾最简单有效的方法。尤其要保证睡好"子午觉"，即23点至次日凌晨1点和白天11点~13点，一定要睡好。子时和午时都是大地阴阳交替之时，此时好好休息，有利于人体培元固本、养阴补阳、修复损伤、增强免疫。所以，肾病患者切忌熬夜，最好午睡。

此外，肾病患者日常要注意多休息，让自己不疲累，行动以"缓、慢、轻、稳"为原则，切忌快速跑跳、猛然用力。经常处于烦躁、焦急、忧虑、恐惧等不良情绪中，对养肾、护肾也非常不利。

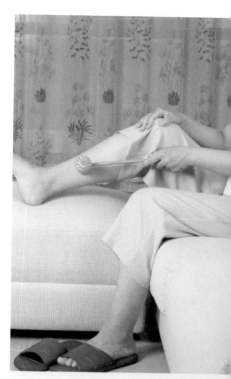

没事在家敲敲腿

人体腿部分布着6条经络，经常敲打腿部，可以疏通经络，改善水肿、腿脚痛等糖尿病并发症的症状。

敲腿时把腿抬高，可用空拳敲打，也可空掌拍打，还可以利用保健锤、按摩器等捶打，有疼痛部位适当加大力度，以刺激经络，起到保健作用。

腿部内侧：肾经（偏前）、肝经（中部）

腿部外侧：脾经（偏前）、胆经（中部）

腿前中部：胃经

腿后中部：膀胱经

有时间可将腿的前后左右都敲打到。

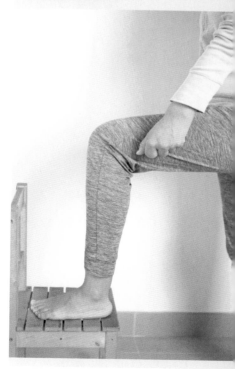

糖尿病肾病患者慎用
双胍类和磺脲类等
口服降糖药

可改用胰岛素治疗

■SGLT-2抑制剂：可以抑制肾脏对葡萄糖的重吸收，使过量的葡萄糖从尿液中排出，从而降低血糖，是一类新型抗糖尿病药物，为2型糖尿病的二三线用药，且可与二甲双胍或其他降糖药联合使用。此类药物包括达格列净、恩格列净等。

■GLP-1受体激动剂：属于肠促胰岛素类药物，能够刺激胰岛素分泌而发挥降血糖作用，并能延缓糖尿病肾病的发展，肾病患者可以选择。此类药物主要有艾塞那肽、利拉鲁肽、贝那鲁肽、利司那肽和艾塞那肽周制剂等。

联合用药，综合治疗

如果已经进入糖尿病肾病Ⅳ期，就更应该综合管理，阻止疾病继续发展。除了饮食调节之外，还要从控制血糖和血压、减少蛋白尿和调脂等方面综合调理，联合用药，着手改善。

调整降糖药物

降糖药往往需要长期服用，而长期口服多种降糖药物可能对肾脏产生不利影响，所以，选药之前都需要先对患者的肝功能、肾功能做检查。由于老年人身体的退行性改变，肝肾功能相对较弱，更应该关注肝肾功能。用药3~6个月应该复查一下肝肾功能，如果出现问题及时调整药物。

已经确诊为Ⅳ期的糖尿病肾病患者，部分口服降糖药物需要根据肾脏损害程度，相应调整品种和剂量。如常用的双胍类和磺脲类等口服降糖药，糖尿病肾病患者需慎用。

研究显示，SGLT-2抑制剂有降糖之外的肾脏保护作用，GLP-1受体激动剂也可能延缓糖尿病肾病进展。因此，这2种降糖药物为糖尿病肾病患者的优选用药，但SGLT-2抑制剂可能会增加尿路感染风险。

对于那些严重肾功能不全的患者，可优选从肾脏代谢较少的降糖药，也常会从口服降糖药调整为胰岛素治疗。一般会选择注射短效胰岛素联合长效胰岛素一天注射4次的模式降糖（尤其适用于尿毒症患者），可减轻肾脏负担。

联合降压药治疗

糖尿病肾病IV期患者常伴有高血压和水肿，一般应在降血糖的同时，联合降血压治疗。在除外禁忌证后，首选的降压药物为血管紧张素转化酶抑制剂或血管紧张素II受体阻滞剂，但不建议两者联合使用，以避免发生高钾血症。

糖尿病与高血压的联合治疗，能减少心血管急症，并延缓蛋白尿进展，在不同程度上推迟终末期肾病的发生。

但对于不伴有高血压及尿蛋白正常的糖尿病患者，联合使用降压药不能延缓肾病进展，且可能增加心脑血管风险，所以不推荐使用降压药来预防肾病发生。

避免药物对肾的伤害

糖尿病肾病患者在治疗其他疾病时，应向医生说明自己的病情，让医生在选择药物时有所考虑，然后谨遵医嘱服药。自己购买其他药品时，要仔细阅读说明书。凡在"禁忌证"中注明"肝肾功能不良者禁用"的，最好不要自行随意选择。

如抗生素类药物（包括青霉素类及头孢菌素类）、磺胺类药物、甘露醇等利尿剂、解热镇痛药、某些抗肿瘤药物等，对肾都不太友好，是否可用、使用剂量均需医生决定，私自滥用可能发生急性肾损害。

此外，中药也不是全都安全，使用不当也可引起肾毒性，所以，吃中药也应去正规医院，切忌服用来路不明的"偏方""保健品"。

■血管紧张素转化酶抑制剂：包括贝那普利、苯那普利、卡托普利等。此类药物在降血压的同时，能全面保护心血管，改善胰岛素抵抗，减少蛋白尿，延缓并发症的进展。

■血管紧张素II受体阻滞剂：包括氯沙坦、厄贝沙坦等。此类药物与血管紧张素转化酶抑制剂相似，都对降血压及保护心血管、延缓并发症有良好的效果。

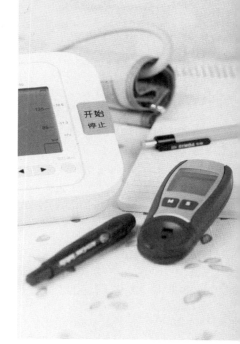

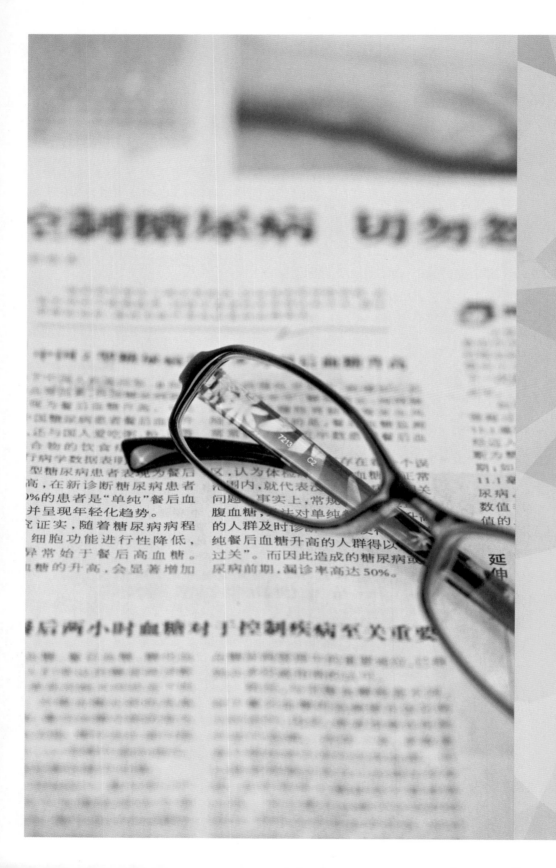

第四章 别让并发症损伤了我们的眼睛

糖尿病是引发视网膜病变、白内障等眼病的重要因素，严重损伤视力，给日常生活带来很大不便。糖尿病患者要特别注意呵护眼睛，养成良好的用眼习惯，眼睛有异常时早查早治，把失明的风险降到最低。

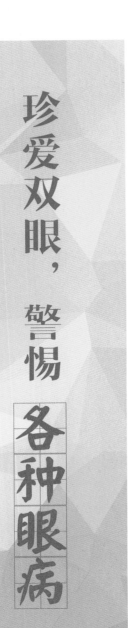

珍爱双眼，警惕各种眼病

糖尿病会引起各种眼病

糖尿病对眼睛的影响非常大，是一种主要的致盲疾病，糖尿病性眼病引起的失明比一般人高25倍，是导致成人失明的主要原因。

统计显示，27.3%糖尿病患者会出现眼底并发症。长期的高血糖状态会影响眼睛从外到里的各种组织结构，几乎所有的眼病都可能发生在糖尿病患者身上。如眼底血管瘤、眼底出血、泪囊炎、青光眼、白内障、玻璃体浑浊、视神经萎缩、黄斑变性、视网膜脱落等。其中，尤以糖尿病性视网膜病变、白内障为多见，影响也最大。

 视网膜病变

视网膜病变是最常见的严重糖尿病眼病，常造成视力减退甚至失明。据统计，患糖尿病10年左右者50%出现该病变，患糖尿病15年以上者出现该病变达80%。糖尿病病情越重，年龄越大，该病变发病的比例越高。

糖尿病眼病属于微血管病变的一种并发症，由于糖尿病引起视网膜毛细血管壁损伤，加之血液呈高凝状态，易造成眼部血管的血栓和血淤，甚至血管破裂。其主要症状有：微动脉瘤、视网膜出血、黄斑水肿、出现新生血管及增殖性病变、视网膜脱落等。

糖尿病视网膜病变，尤其是增殖性病变，是糖尿病特有的并发症，罕见于其他疾病。

白内障

糖尿病引起的白内障占白内障患者总数的60%，一般都需要手术治疗。长期高血糖会损伤晶体，尤其是老年人患糖尿病后，会加重和加快其晶状体混浊的程度和速度，从而发生糖尿病老年性白内障。

波动性屈光不正

血糖波动会造成视力的波动性变化。在糖尿病发病急骤或病情突然加重的情况下，由于血糖的增高，会引起房水渗透压减低，使患者突然发生近视，或原有的老花眼症状减轻。当血糖降低时，又可恢复为正视眼，或又需要佩戴老花镜。屈光改变一般是暂时性的，待血糖得到满意控制后，常可恢复原来的屈光水平。此病的发病特点是发生快、恢复慢。

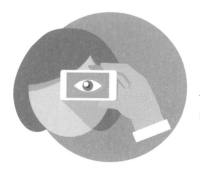

 慢性青光眼

糖尿病易引起慢性单纯性青光眼。该病初期无明显不适，当发展到一定程度后，会有轻微头痛、眼痛、视物模糊及虹视等，经休息后可自行消失，易误认为是视力疲劳所致。中心视力可维持相当长时间不变，但视野可以很早出现缺损，最后由于长期高眼压的压迫，视神经逐渐萎缩。视野随之缩小、消失，最终失明。整个病程中，多无明显自觉症状，往往到晚期视力、视野有显著损害时，才被发现，因此早期诊断非常重要。

 缺血性视神经病变

缺血性视神经病变又称血管性假性视乳头病变，多见于老年人，单眼或双眼先后发病。此病主要表现为视力和视野发生突然变化，视力骤然模糊、下降甚至失明。这与糖尿病患者眼部微循环障碍、缺血引起水肿、眼压过高等因素有关。

此外，糖尿病还可能引起眼球运动神经麻痹，如有些老人会突然眼皮耷拉，眼睛睁不开，虽然不属于眼病，但也是微血管神经病变的一种表现。

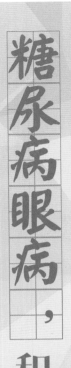

糖尿病眼病，积极预防就能延缓

糖尿病眼病早期治疗效果较好。由于病变损害的不可逆性，预防是最重要的一环。对眼部并发症早期发现、合理治疗，并在日常生活中注意视力养护，可以大大降低失明的概率。不要等到视力明显下降才就医，此时病变可能已经难以逆转。

定期眼底检查必不可少

糖尿病视网膜病变（包括糖尿病黄斑水肿等）的患者可能无明显临床症状，因此，从防盲角度来说，定期做眼底检查尤为重要。

2型糖尿病在诊断前常已存在一段时间，诊断时视网膜病变的发生率较高，因此，2型糖尿病患者在确诊后应尽快进行首次眼底检查和其他方面的眼科检查。

❶ 10~29岁的糖尿病患者：多为1型糖尿病，应在确诊为糖尿病的5年后，每年到医院眼科做全面检查。

❷ >30岁的糖尿病患者：应在确诊时就开始到医院眼科做全面检查。以后每年复查1次。

❸ 无视网膜病变者：1~2年复查1次。

4 已经发生
视网膜病变者：

- ■ 轻度非增殖期视网膜病变患者：每年复查1次
- ■ 中度非增殖期病变患者：每3～6个月复查1次
- ■ 重度非增殖期病变患者：每3个月复查1次

5 妊娠糖尿病患者：由于妊娠可增加糖尿病视网膜病变的发生危险和进展，所以，糖尿病妇女在备孕期间，应做详细的眼科检查，并在妊娠后每3个月及产后1年内，定期进行眼科检查。

眼睛有这些异常，要去看医生

如有眼部有以下异常感觉，应及时去找眼科医生检查治疗，并要缩短眼科随诊时间。

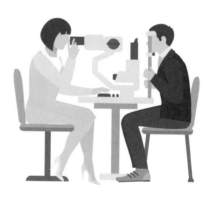

- ■ 视物模糊，眼花
- ■ 看一些标志或者阅读的时候很吃力
- ■ 看东西有重影
- ■ 眼睛受伤
- ■ 眼睛发红，而且一直不消退
- ■ 眼部有压力感
- ■ 眼睛看见光斑或飘动的小黑影
- ■ 直线看起来是弯的
- ■ 不能像以往一样看清角落里的东西
- ■ 视野出现缩小、残缺等变化
- ■ 戴眼镜后视力仍减退
- ■ 有头晕、头痛、地面下陷的感觉

 糖尿病视网膜病变常与糖尿病肾病同时伴发，患其中一种时，要高度防范另一种的发生。如果糖尿病视网膜病变合并微量白蛋白尿，可作为糖尿病肾病的辅助诊断指标。

血糖、血压、血脂都要控制好

良好地控制血糖、血压和血脂，可预防或延缓糖尿病视网膜病变的进展。

严格控制血糖是防治糖尿病眼病的根本措施。研究显示，血糖控制不好的糖尿病患者，20年后有80%以上发生视网膜病变，而控制良好的患者，只有10%左右出现视网膜病变，差别明显。

糖尿病合并高血压、高脂血症的患者，发生视网膜病变、眼底动脉硬化、眼底出血的可能性会大大增加。因此，对血压、血脂的控制非常重要。

少戴隐形眼镜

常戴隐形眼镜容易引发角膜溃疡、结膜炎等问题，是诱发眼部并发症的不利因素。糖尿病患者最好不用或少用隐形眼镜，还是用框架眼镜比较安全。

青少年为预防近视戴的角膜塑形镜（OK镜）、美妆用的美瞳等，也都对角膜有一定磨损，有糖尿病者最好不要使用。

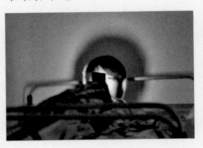

在黑暗环境中长时间看屏幕最伤眼睛。

避免用眼过度

用眼过度会使眼压升高，加重眼部疾病，从事脑力劳动的糖尿病患者要特别引起注意。

近距离用眼时间不要太长，5米以内的用眼都属于近距离用眼，时间长了，非常容易使眼睛疲劳。

不要紧盯明亮、闪烁、动感的荧屏、电子屏幕时间太长。这样不仅会加重视疲劳，而且屏幕发出的射线、超低频等也会对眼睛造成强烈刺激，很容易导致视力损伤、干眼症、青光眼、白内障等眼病。在电脑、手机盛行的现代社会，要格外注意眼睛的放松休息。

避免长时间阅读、书写小字，尤其是读书、看报字号太小的时候，最好使用放大镜，以避免视疲劳。

出门做好眼睛防护

紫外线过强或强光刺激会诱发白内障、青光眼等眼疾，所以，糖尿病患者出门时，要严防紫外线和强光对眼睛的伤害。

①户外阳光强烈时，外出最好打遮阳伞，佩戴墨镜和大沿的遮阳帽，夏季尤应重视。

②夜晚开车时可戴防强光护目镜，避免远光灯过亮，刺伤眼睛。

③有风沙时可戴框架眼镜或专用防风护目镜，防止风沙刺激眼睛，避免眼部受伤。

④户外骑摩托车、电动车或自行车时，如果车速较快，最好戴上墨镜或防风护目镜。

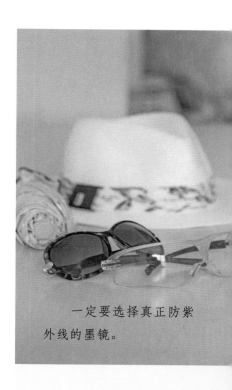

一定要选择真正防紫外线的墨镜。

注意眼睛卫生

糖尿病患者由于血糖高，很容易引发身体各类感染，对眼睛的卫生状况也需更加重视，尽量避免眼睛发生炎症。

①平时不要用脏手随意揉眼，眼睛痒或进了异物时，可用清水冲洗，或用干净的卫生纸、湿纸巾、棉签等处理。

②平时应经常洗脸洗手，使用自己的专用毛巾，不与他人混用。毛巾经常放到阳光下暴晒，减少细菌滋生。

③如不小心得了结膜炎、角膜炎等轻微炎症，应及时用左氧氟沙星滴眼液、氯霉素滴眼液等眼药水控制病情。

隐形眼镜、美瞳、OK镜等直接接触角膜，容易引发结膜炎、角膜感染及损伤，最好不戴或少戴。

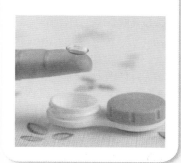

缓解视疲劳的小窍门

定时休息，适当看远

近距离用眼一般45~60分钟，就要停下来闭目休息或起身活动5~10分钟。需要长时间用眼时，可以设置闹钟提醒或手机提醒，以免忙起来忘了时间。

休息时站起来走动一会儿，活动一下脖子和四肢，或到窗口向尽可能远的地方眺望，放松眼睛，以减轻视疲劳。

多看绿色植物、蓝天白云、空中飞鸟，对调节视力十分有益。

梳梳头，做做眼保健操

眼睛感到疲劳酸痛时，用粗齿的梳子梳梳头，最好用力一些，反复刮擦头皮，或用梳子尖头敲打头皮，可以刺激头部穴位，对明目醒脑非常有效。

也可以做做眼保健操，并来回转动眼球，改善眼睛周围的血液循环状况，让眼睛得到充分舒缓和调整。

佩戴度数合适的眼镜

佩戴度数合适的框架眼镜，可以减轻眼睛负担。度数不合适时应尽快调整，不要勉强使用。老年人多近视、老花同时存在，常常是远也看不清，近也看不清，来回调节加重了视疲劳。这种情况不要怕麻烦，要重新配远视、近视两副眼镜，轮换佩戴，尽可能让视力保持最佳，否则可能会加重眼疾。

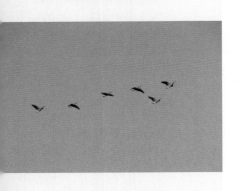

家居或办公室多放些绿色植物，既能美化环境，又有助于缓解视疲劳。

眼睛疲劳时，可盯住空中的飞鸟，视线随着飞鸟移动，坚持看一会儿，可提高眼肌调节能力，缓解疲劳，增强视力。

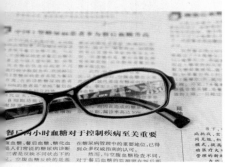

调高座椅，俯视屏幕

长时间用电脑时，可调高座椅，俯视电脑屏幕。最理想的位置是，电脑屏幕中心应在眼睛视线下方约20°的地方。当眼睛处于俯视状态时，眼球的暴露面减少，受刺激的范围缩小，眼干问题也能缓解一些。

调整好室内光线

在看电子屏幕时要注意调节亮度，室内的光源要稳定、适中，不能与屏幕的亮度反差过大。

在比较黑的房间里，一定要把屏幕亮度调低，以眼睛舒适为标准。晚上看电视或电脑时最好开个小灯。晚间把手机屏幕亮度宜调至最低，切忌在黑暗的角落或被窝里看手机。长时间看电子屏可以戴上防蓝光眼镜。

使用电脑时，注意电脑的屏幕不要正对着或者背对着窗户，避免窗外阳光直接照射电脑屏幕，或者在显示器背后形成强烈的光线反差，加重眼睛的疲劳。室内光线太强时最好拉上窗帘。

记得多眨眼

长时间对着电脑者要强化眨眼意识，促进泪液均匀分布于眼睛的角膜表面，防止泪液过快蒸发而造成干眼症，起到润眼作用，尤其在空调房间内。

打乒乓球

打乒乓球时，眼睛会紧盯小球一起运动，对锻炼眼睛有一定帮助。

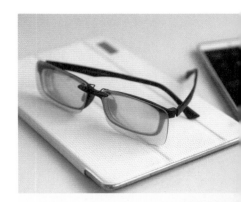

研究发现，蓝光照射可以引起视网膜细胞的损伤，导致视力下降甚至丧失。电视、电脑及手机等各类LED发光显示设备，屏幕越亮，蓝光强度越高。

如果必须要长时间看闪烁的屏幕时，最好戴专用的防蓝光眼镜，或者在眼镜外加上防蓝光镜片。这样能有效隔离紫外线和辐射，过滤蓝光，适合在看电脑或者电视、手机时使用，减少对眼睛的损害，预防视网膜黄斑病变。

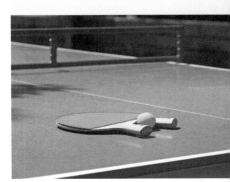

多吃护眼食物，顺便还能降血糖

不少食物既有降血糖的功效，又对养护视力非常有益，特别适合糖尿病患者。

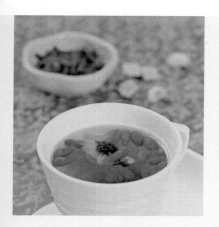

枸杞菊花茶可稳定血糖、降压明目、补益肝肾，糖尿病患者常饮能预防并发眼病、高血压及肾病。

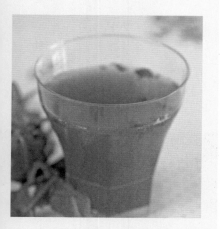

荠菜汁可防治目赤肿痛、眼底出血等症。

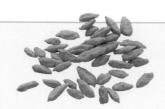

枸杞子

枸杞子可滋补肝肾、止消渴、明目、抗衰老，还能降血糖、降血压、防眼疾，改善阳痿、眩晕、腰痛、失眠等症，特别适合糖尿病合并高血压、肾病、眼病者。

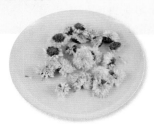

菊花

菊花可散风清热、平肝明目，常用于头痛眩晕、目赤肿痛、眼目昏花。对防治糖尿病合并高血压及各类眼病均有疗效。

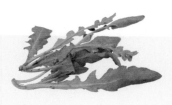

荠菜

荠菜可凉血止血、清热利尿、凉肝明目，对防治高血压、糖尿病、目赤肿痛、眼底出血、白内障、肾炎水肿等都有一定效果。

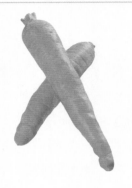

胡萝卜

胡萝卜富含胡萝卜素，在体内可转化为维生素A，维生素A又被称为"眼睛的维生素"，有维护视力的作用。胡萝卜还含有降血糖成分，健脾化滞、滋肝明目效果好，且有一定的养血润肤作用。非常适合糖尿病合并眼病、皮肤干燥瘙痒者多吃。

菠菜

菠菜可养血止血、敛阴润燥，常用于心烦口渴、痈肿毒疮及热性出血证，适合糖尿病、高血压、头痛、目眩、风火赤眼、夜盲症、便秘、便血者经常食用。

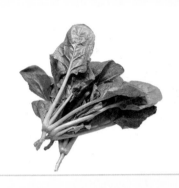

桑葚

桑葚可补血滋阴、生津润燥、止消渴、明目视。常用于眩晕耳鸣、心悸失眠、须发早白、津伤口渴、内热消渴、血虚便秘等。适合糖尿病合并高血压、眼病、肾病、便秘、神经衰弱者常食。

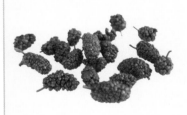

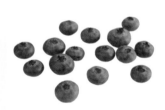

蓝莓

蓝莓富含硒、花青素、维生素A等护眼元素，有活化视网膜的功效，可防止眼睛疲劳，有助于提高夜视能力。用眼过度者宜多吃。

猕猴桃

猕猴桃富含维生素C，可减轻紫外线对眼睛的刺激，延缓白内障的发生。猕猴桃还可去烦热、止消渴、促进消化、通利大小便，适合糖尿病合并眼病者食用。

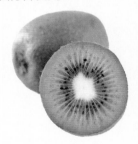

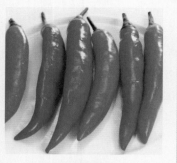
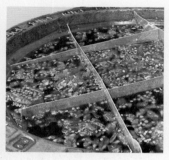
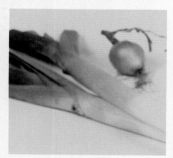
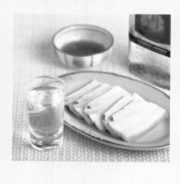

饮食清淡，
远离辛辣刺激和高脂食物

辛辣对眼睛是一种不良刺激，应尽量少吃。糖尿病患者日常应多吃新鲜的蔬菜、水果，烹调做到少油、少糖、少盐、少辣，饮食清淡对养眼最为有利。最好少吃以下食物。

❶ 辛辣燥热的食物：如辣椒、大葱、洋葱、生姜、大蒜、胡椒、花椒、芥末等调味品以及麻辣烫、麻辣火锅、烧烤等。

❷ 热性较高的食物：羊肉、辣椒、酒、荔枝、桂圆、桂皮等。

❸ 高脂肪食物：动物肥肉、动物皮、奶油以及油炸类食物。

烈酒最伤眼，尽量少喝

酒精会直接刺激视网膜，使视神经的传导功能降低，灵敏度下降，极易发生充血、水肿，造成眼睛昏花、视物变形、重影，以及适应光线能力下降。酒精浓度过高时，视网膜损害严重，可造成眼底出血，严重的有失明危险。

过量饮酒还会造成肝、胃功能受损，消化吸收功能减退，从而导致维生素A等维护视力的营养素缺乏，引发结膜炎、视神经炎等眼病。

视力不佳、患有各类眼病以及糖尿病、高血压者，一定要少喝酒，以免加重病情。烈性酒的酒精浓度很高，最为伤眼，尽量戒掉。

改改暴脾气

"肝开窍于目"，糖尿病患者往往有阴虚火旺的问题，其中肝火旺的比较多，而肝火上炎对眼睛健康非常不利。

肝主怒，肝火旺的人特别容易急躁、生气、发怒、心烦，这种"气、急、怒"的状态不仅容易造成角膜充血、眼底出血、视神经受损，还容易引起头晕眼花、血压升高、心率加快。尤其是糖尿病已经并发眼病及高血压、冠心病者，要注意改改暴脾气，让心态平和一些。

护眼保健操，明目又健脑

中小学生常做的眼保健操，无论何时都具有积极作用，糖尿病患者不妨常做。眼周重点穴位要重点按揉，不仅能明目护眼，还能起到缓解头痛眩晕、提振精神、健脑益智、缓解疲劳、平稳血压的作用。

眼保健操可以每天上午、下午各做5~10分钟，在工作中间休息时做最佳。穴位按揉到有酸胀感效果更好。

平时多做转动眼球的练习，让眼球运动一下，也有一定护眼效果。眼球可反复顺时针、逆时针转动数周。注意，转动眼球不宜速度过快，"慢而到位"即可。

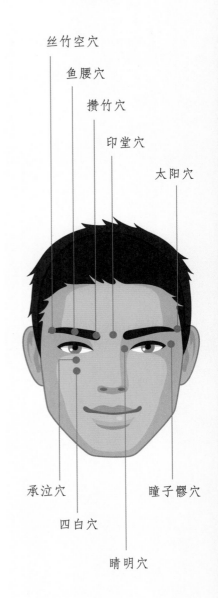

眼周重点穴位

丝竹空穴
鱼腰穴
攒竹穴
印堂穴
太阳穴
承泣穴
四白穴
晴明穴
瞳子髎穴

剧烈运动对眼睛不安全

得了眼病后，适当锻炼仍然能起到稳定血糖、预防其他并发症的作用，只要视力允许，不应停止。但因眼部的特殊情况，要特别注意安全，避免剧烈运动。

选择合适的运动场地

❶ 视力不佳或受损时，一定要选择地面平坦、无碎石杂物、光线充足明亮的场地锻炼，避免因视物不清造成磕碰、摔伤。

❷ 避免在光照不足、昏暗处锻炼，清晨日出之前、黄昏日落前后以及晚间，最好不要外出锻炼，可改在室内锻炼。

❸ 专用步行道、广场、宽敞的室内均宜锻炼，而户外草丛、石子路、山坡、台阶较多处都不太安全。

❹ 如果外出骑车、跑步，不要速度太快，最好带上护目镜，注意保护眼睛。

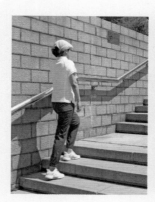
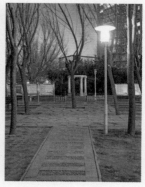

运动幅度不宜过大，动作不宜猛烈

避免引起眼压升高、头部低于腰部水平线以下、猛烈发力的活动，如举重、俯卧撑、倒立、快速跳跃等。此外，尽量不要参加冲撞、对抗性较强的运动，以免眼部受伤。

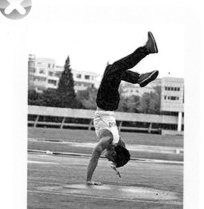

这些休闲运动不要参与

喜欢娱乐休闲运动的人，最好避免参加"勇敢者"的游戏，如过山车、激流勇进、蹦极、跳伞、速降、跳水、潜水等活动，以免对眼部冲击过大，造成眼睛受损或加重眼部病变。

慎选眼药水

眼部不适时，可以滴眼药水缓解。但要分清眼药水的功能、类别，不可随意滥用。

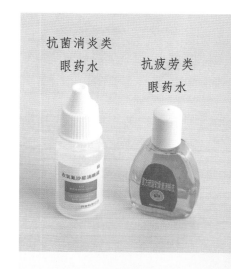

抗菌消炎类
眼药水　　　抗疲劳类
　　　　　　眼药水

❶ 抗疲劳类眼药水：主要针对眼充血者和长时间上网、看电视、看书等引起的眼睛红肿、干涩，可缓解眼充血、减轻眼痒、舒缓眼疲劳等不适症状。在眼睛疲劳、干涩时可以使用，但对缓解糖尿病眼病无效。

🔔 不要听信广告宣传，认为滴某种眼药水或滴眼液可以防治白内障，目前，并没有任何眼药水可以防治包括白内障在内的糖尿病眼病！

❷ 抗菌消炎类眼药水：含抗生素，用于眼部感染。此类眼药水不可滥用，没有一种眼药水可以对抗所有感染，乱用还可能破坏眼睛的菌种生态，造成菌群失调，且不宜长期使用，必须遵医嘱。

糖尿病眼病不是突然一下眼睛就看不见了，它有一个长期的发展过程，如果不及时发现，及时治疗，病症会越来越恶化。所以，要争分夺秒，切勿拖延，早治疗才能少受罪！

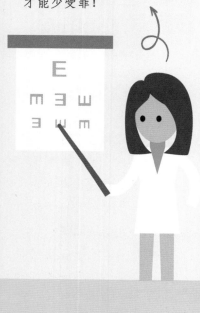

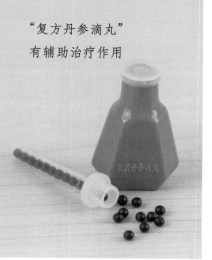

"复方丹参滴丸"有辅助治疗作用

早期的药物治疗

糖尿病眼病早期（轻中度的非增殖期眼病）可以应用药物延缓它的发展。

血糖控制不佳者可采用胰岛素治疗，并加强随访检查，血糖达标后，视网膜病变才能得到有效控制，轻症者可以起到逆转的效果。

为了改善视网膜微循环，延缓眼部微血管病变伴微血栓的形成，还可采用抗血小板聚集药物（如阿司匹林、氯吡格雷、丹参等）、抗凝药物（以肝素为代表）、促纤溶药物等治疗。

必要时接受
激光和手术治疗

糖尿病性视网膜病变如果发展到一定阶段，已经进入增殖期，多以激光治疗和手术治疗为主，药物治疗为辅。

激光治疗

激光治疗可治疗玻璃体出血和视网膜水肿，减少新生血管的产生或使之萎缩，预防眼底出血和新生血管性青光眼等严重并发症。

非增殖型糖尿病视网膜病变，可做局部激光治疗；增殖期视网膜病变，则需做全视网膜光凝固治疗。一般每年需做激光补充治疗，以封闭初发的新生血管。

手术治疗

如果眼病发展到晚期，就需要做玻璃体切割手术。对于增殖期糖尿病性视网膜病变者，当玻璃体内有较多钒化物或发生了玻璃体积血、视网膜剥离时，可以采用切割玻璃体的治疗方法，以防止牵引性视网膜脱离，可适当提高视力。是否符合手术条件，要听从医生安排。

一些中成药可起到辅助治疗的作用

《中国糖尿病防治指南（2017）》中，首次纳入了糖尿病与中医药治疗的相关内容。其中，糖尿病眼病也可以配合中成药治疗。

临床研究显示，一些中成药可以起到活血化瘀、消除血块水肿、缓解眼病的辅助治疗作用。根据患者情况，在糖尿病视网膜病变早期、晚期及手术前后均可应用。

❶ 复方丹参滴丸：使用24周，可显著改善早期糖尿病视网膜病变患者的眼底荧光血管造影结果和眼底改变。

❷ 芪明颗粒：应用12周，能够改善视网膜血循环，减轻视网膜缺血损伤。

❸ 杞菊地黄丸、明目地黄丸等：适当服用此类中成药，对糖尿病合并高血压、眼病等也有一定的辅助疗效。

■ 配合中医治疗时，如果有条件，还是请中医根据不同证型来开方调理为最佳，只要对症，即便在晚期，也有助于改善患者全身证候，维持视力。

■ 中药调理常用的药材有：地黄、元参、丹参、三七、麦冬、天冬、玉竹、知母、黄芪、枸杞子、菊花等。

■ 眼部有血栓者可服用复方血栓通胶囊、血塞通片、血府逐瘀胶囊等活血化瘀药。这类药物既能活血化瘀，又能止血通络，促进视网膜出血和微血管瘤吸收，对于新生血管反复出血有一定抑制作用，特别是在激光治疗前后配合使用，对于巩固激光疗效有一定帮助。

■ 糖尿病并发眼病者，也多合并有肾病，可服用知柏地黄丸、金匮肾气丸、杞菊地黄丸、明目地黄丸等综合调理。

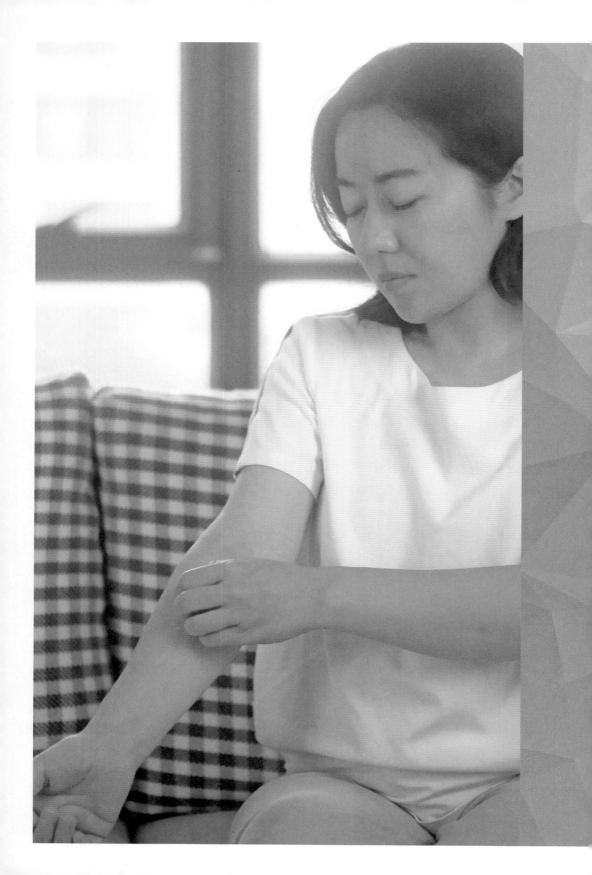

第五章 在神经病变出现前 做好及时监测

糖尿病神经病变的种类很多，几乎遍及全身，从脑部、眼球、皮肤到肠胃、膀胱、下肢血管，各种异常表现都与高血糖密切相关。首先，控制好血糖才能避免这些并发症，其次，做好各个部位的保养，也有预防效果。

神经病变是最常见的并发症

糖尿病神经病变是糖尿病最常见的慢性并发症之一。90%以上的糖尿病患者合并有不同程度的神经病变。在吸烟、超过40岁以及血糖控制差的糖尿病患者中，神经病变的患病率更高。病程达10年以上者，多出现明显的神经病变症状。

糖尿病神经病变的发生与糖尿病病程、血糖控制情况等因素相关。体内代谢紊乱、大血管和微血管病变、神经炎症损伤、自身免疫机制及生长因子不足等是导致发病的主要原因。

糖尿病神经病变的种类很多，主要分为中枢神经病变和周围神经病变两大类，以周围神经病变更为多见。

糖尿病中枢神经病变

中枢神经包括脑和脊髓。糖尿病中枢神经病变指长期高血糖引起的大脑、小脑、脑干、脊髓1级运动神经元及其神经纤维的损伤，另外，还包括在脊髓内上行的感觉神经纤维的损伤。

一方面，糖尿病与脑血管病变的关系十分密切，另一方面，糖尿病也可影响脊髓，表现为肢体感觉与运动失常、位置感觉消失、排尿困难、阳痿等。

糖尿病周围神经病变

糖尿病周围神经病变指长期高血糖引起的周围神经功能障碍，包含颅神经、感觉神经、运动神经及自主神经病变。此类病变症状各异，常表现为身体各方面的不适。

感觉神经病变

感觉神经病变最为常见，主要表现为肢端感觉异常，出现肢体疼痛、麻木、感觉异常，如有烧灼感、蚁走感、触觉过敏，真正受到高温、低温、刺伤等外界刺激时反而感觉迟钝，使患者不能立即采取自我保护措施而造成冻伤、灼伤、烫伤、挤压伤等，以手足部位最易受伤。

疼痛可有刺痛、灼痛、钻痛等，且痛似在深处，有时疼痛剧烈，常夜间加重，行走后可减轻。此类症状给患者带来极大痛苦。

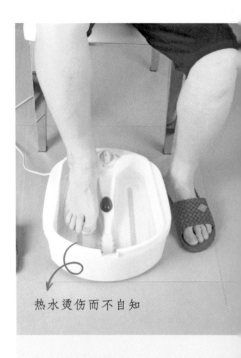

热水烫伤而不自知

运动神经病变

运动神经病变主要表现为血管神经性病变，如全身无力、腿脚沉重、肌肉萎缩、肢体疼痛等。以单侧下肢严重疼痛、肌肉萎缩、无力较为多见，多会影响正常行走功能。

不少人出现以上症状时，没有意识到与糖尿病有关。如果单侧下肢严重疼痛，并伴有发展迅速的肌无力和肌肉萎缩时，要怀疑是此类病变。

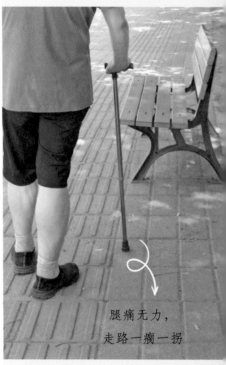

腿痛无力，走路一瘸一拐

自主神经病变

自主神经系统也称为植物神经系统，其特点是具有不受意志支配的自主活动。自主神经系统由交感神经系统和副交感神经系统两部分组成，支配和调节机体各器官、血管、平滑肌和腺体的活动和分泌，并参与内分泌，调节葡萄糖、脂肪、水和电解质代谢以及体温、睡眠和血压等。

自主神经病变可累及心血管、胃肠道、泌尿生殖等系统，还可出现体温调节、泌汗异常及神经内分泌障碍。

自主神经病变很少单独出现，常伴有躯体性神经病变。一旦出现自主神经功能障碍的临床症状，则预后可能比较差。

自主神经病变的主要表现

自主神经病变 类型	主要表现
心血管 自主神经病变	直立性低血压（躺着时血压高，直立时血压下降，与常人相反）、心动过速（静息时＞90次/分钟）、晕厥、冠状动脉舒缩功能异常、无痛性心肌梗死、心脏骤停或猝死
消化系统 自主神经病变	糖尿病胃轻瘫，表现为恶心、吞咽困难、呃逆、食后腹胀腹痛、呕吐、胃部不适、便秘或腹泻等
泌尿生殖系统 自主神经病变	■性功能障碍：男性表现为性欲减退、阳痿、不育，女性表现为性欲减退、性交疼痛 ■膀胱功能障碍：表现为排尿不畅、小便淋漓不尽、尿潴留、尿失禁等，容易并发尿路感染
出汗异常	常出大汗，特别是头、面部和躯干部大汗，但同时四肢末端汗不多或少汗；吃饭或稍事活动就大汗淋漓，也有人半身出汗；另一种表现为出汗减少或不出汗，从而导致手足干燥开裂，皮肤瘙痒，容易继发感染

颅神经病变

　　糖尿病可累及单颅神经或脊神经。颅神经病变最常见的为动眼神经麻痹，主要表现为上睑下垂、感觉眼皮抬不起来、眼肌麻痹、眼球活动障碍、看东西重影等。糖尿病性动眼神经麻痹一般在6～12周内自行恢复，但有复发或发生双侧病变的可能性。

糖尿病周围神经病变遍及全身

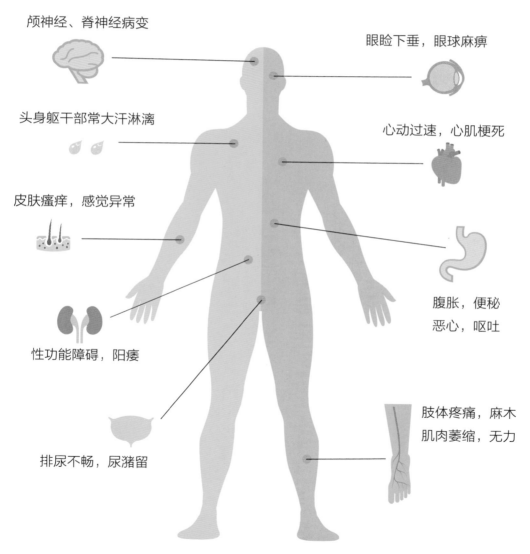

颅神经、脊神经病变

眼睑下垂，眼球麻痹

头身躯干部常大汗淋漓

心动过速，心肌梗死

皮肤瘙痒，感觉异常

腹胀，便秘
恶心，呕吐

性功能障碍，阳痿

排尿不畅，尿潴留

肢体疼痛，麻木
肌肉萎缩，无力

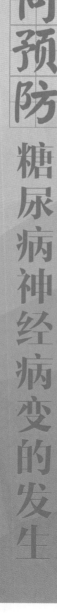

如何预防 糖尿病神经病变的发生

坚持每年筛查，把患病风险降到最低

定期进行筛查及评估，可大大降低糖尿病神经病变的发生和发展，把疼痛、截肢等痛苦降到最低。

所有2型糖尿病患者确诊时和1型糖尿病患者确诊5年后，应进行糖尿病神经病变筛查。随后至少每年筛查一次。

有典型症状者易于发现和诊断，无症状者需要通过体检或神经电生理检查做出诊断。

医院检查一般包括以下5项：
- 踝反射
- 针刺痛觉
- 震动觉
- 压力觉
- 温度觉

有典型症状者，其中任意一项异常，即为此病。没有典型症状者，检查中有任意2项及2项以上异常，也可诊断为此病。

良好的血糖控制可以延缓糖尿病神经病变的进展，对预防此类并发症至关重要。此外，调整好血压、血脂等代谢状况，也是预防糖尿病神经病变发生的重要措施。

"老糖人"
身体异常感觉莫轻视

患糖尿病10年以上的"老糖人"，多出现明显的神经病变症状。异常感觉如能及时发现，早治疗，早控制，可以有效延缓并发症的发展。这类人群平时应注意观察身体变化，尤需注意以下几点。

1 出汗：出汗过多或过少，都是血糖异常、发生神经病变的表现。

2 皮肤：皮肤是否常有斑疹、疖肿、脓疱、瘙痒、破损、水泡、感染等情况。

3 大便：排便是否正常，有无腹胀、便秘、腹泻等异常。

4 小便：排尿功能是否正常。

5 进食：食欲是否正常，有无肠胃不适。

6 感觉：身体是否有疼痛等异常感觉，对冷、热、痒、震动等是否能及时感知。

7 运动：走路是否有疲劳、绵软、跛行的现象。

"病情记录"要记这些内容：
- 血糖状况
- 病史及并发症状况
- 血压、心率、血脂状况
- 不适发生的时间
- 不适程度（详细描述）
- 持续时间
- 发生频率
- 发病诱因
- 何时好转的
- 用什么方法治疗的
- 用了什么药
- 用药效果及身体反应

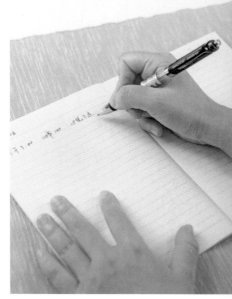

为了防患于未然，糖尿病患者在日常生活中除了细心观察外，最好对身体异常情况做详细记录，以免日后忘记或记错了，便于医生了解和判断病情，更加合理地预防和治疗。

小心皮肤病变，
减轻瘙痒、感染

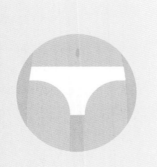

糖尿病患者皮肤问题多

糖尿病患者患皮肤病的比例为25%~30%，因此，在日常生活中，要密切注意皮肤状况的变化。

①糖尿病患者微循环不佳，皮肤容易出现干燥、脱屑、皮肤瘙痒，尤以老年糖尿病患者多见。

②由于尿液中糖含量偏高，对皮肤黏膜产生刺激，使阴部容易受细菌感染。特别是女性患者，常发生外阴皮肤及阴道瘙痒。

③血糖增高使皮肤含糖量增多，为细菌繁殖生长创造了条件，更容易出现皮肤疖肿、脓疱及感染。

④皮肤一旦发生感染、溃破、损伤（如冻疮、烫伤、挤压伤等）情况，不仅难以愈合，还容易出现坏疽。

如发现有外阴瘙痒、下肢溃疡坏疽、皮肤感染、疱疹、皮疹、水疱等皮肤问题，切勿自行涂药或抓挠、挑破，应及时就医治疗。

各类感染及皮肤病变都应以预防为主。注意以下几个方面，能帮助糖尿病患者减少这类隐患。

控制血糖最为关键

很多糖尿病患者的皮肤病瘙痒程度与其血糖值呈正比。如果血糖降不下来，单纯治疗皮肤病的效果并不好，而只要控制好血糖，皮疹、干燥、瘙痒等症状可逐渐消退。所以，配合医生控制好血糖最为关键。

少用肥皂和浴液

洗澡时经常使用碱性肥皂和浴液，反而会加重皮肤瘙痒。尤其是年龄较大的糖尿病患者，日常洗浴时最好以清水冲洗为主，每1~2周用一次浴液就可以了。洗澡时水温不宜过热，不要用力搓擦皮肤，否则也会加重干燥和瘙痒。

注重卫生，不给感染留机会

糖尿病患者要特别注意个人卫生，护理好肌肤。做到以下几点：

■勤洗澡、勤换衣，内裤和袜子每天都要换洗，并在阳光下晾晒干透。

■毛巾、拖鞋不可与他人混用。没条件每天洗浴的，最好每天用湿纸巾擦洗外阴，保持卫生。

■被褥、床单经常换洗、晾晒。否则其中藏有大量尘螨，对皮肤健康十分有害。

夏天少睡凉席

凉席偏硬，容易刺激及擦伤皮肤，且凉席沟缝较多，容易藏污纳垢，造成皮肤刺痒或感染。如果一定要睡凉席，可在上面铺一层纯棉的床单，避免皮肤直接接触。

如果是较软的亚麻席，可以水洗的，最好经常清洗、晾晒。不能清洗的，则应经常用湿毛巾擦拭、晒干，以清除尘螨、细菌等。

冬天少用电热毯

冬天长时间使用电热毯，容易引起皮肤干燥、脱水，引发"电热毯皮炎"。且糖尿病患者对冷热反应迟钝，容易烫伤皮肤而不自知。不得不用时，尽量减少通电时间，入睡前关掉电源。身体不要直接与电热毯接触，应隔一层被单或毛毯。同时，要加强饮水，避免出现口唇干燥、脱水现象。

及时止痒，切勿抓破

实在痒的话，可以用手指按压周边皮肤止痒，最好不要用力抓痒，否则不仅会越抓越痒、心情烦躁，还容易使皮肤破溃，引起感染。

皮肤患处要及时涂药治疗，并注意保湿，如配合药物，再涂上一些不刺激的润肤膏，可有效减轻瘙痒感，促进患处恢复。

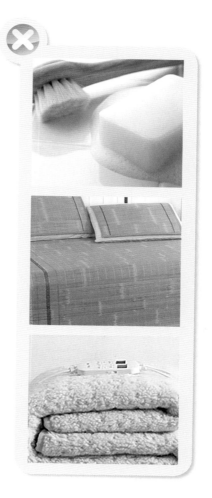

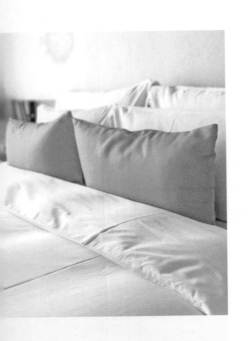

适当进行体力活动，但不要过度

进行体力活动或运动锻炼，有助于降糖、降脂、降压，但也要注意"适度"，以免"过犹不及""物极必反"。过度的体力活动和能量消耗，可能造成肢体疲劳、肌肉酸痛、心脏负担加重，使心脑血管意外和低血糖突发的风险增加。尤其是已经有一定感觉神经异常者，运动过度会加重疼痛、麻木、感觉异常等症状，在不能及时发现和自我保护时，更容易受伤，增加肢体、皮肤溃疡破损的风险。

性生活有所节制

糖尿病对男性和女性的性功能都有一定影响。

男性阳痿发生率高

25~55岁之间的男性糖尿病患者，阳痿发生率达到40%~60%。一般患糖尿病5年之后，阳痿发生率逐渐升高，症状逐渐加重。糖尿病患者发生阳痿的年龄比普通人要早10~15年。

最初可能只是勃起不坚，可以射精，也有正常性欲。之后随着病程延长，可发展成完全阳痿。

男性不要经常服用壮阳药，一时好转后只会加重肾虚，使阳痿问题更严重。

糖尿病阳痿是由多种原因叠加造成的：
■糖尿病阳痿基本上是由于糖尿病引起控制勃起的自主神经病变引起的，与长期血糖控制不佳有很大关系。
■糖尿病后期出现垂体和性腺的病理性改变，使性激素相对减少。
■血管硬化，特别是阴茎海绵体内血管硬化也可导致阳痿。
■药物（如一些降压、降糖药）使用和精神因素也对性功能起到一定的抑制作用。

除阳痿之外，1%~2%的男性糖尿病患者出现逆向射精，即在性高潮时精液流到膀胱。这与控制膀胱颈的自主神经受损有关，使射精时本应处于关闭状态的膀胱颈开放。这对于有生育需求者是一大障碍，可能造成不育。

女性容易发生阴道炎

女性糖尿病患者主要有以下问题：

■性欲减退、缺乏性高潮。

■阴道干涩、性交疼痛。

■容易发生阴道炎，从而对性生活产生恐惧。

在患糖尿病前无性高潮障碍的女性患者中，约35%以上出现了性高潮障碍。其原因同样与神经受损、血管病变、性激素水平变化、药物使用及精神状态有关。

🔔 女性糖尿病患者最好不要常服避孕药。因为避孕药中含有雌激素、孕激素等，均有拮抗胰岛素的作用，不利于血糖控制，甚至有加重糖尿病的风险。如果要避孕，最好不选择口服避孕药的方式。

性生活不宜太频繁

性生活过于频繁，对男女糖尿病患者都极为不利，易造成肾虚，引发或加重性功能障碍。因此，性生活应保持适度，控制频率。此外，控制好血糖、适当锻炼身体、减轻工作压力、避免劳累紧张、保持心情愉悦对改善性功能都有帮助。

性生活"适度"的标准根据年龄、体力状况、病情程度因人而异，没有频率或时间的具体标准。

一般以身心满足愉悦、第二天精神状态良好、不感到疲劳或腰酸腿软为宜。如果在性生活第二天感到腰酸耳鸣、疲乏无力、腿脚发软、精神不振、倦怠嗜睡、气短头昏等，说明过度了。

如果糖尿病得到控制，阳痿等性功能障碍一般可以得到改善。但如果还不能令人满意，就需要伴侣能给予更多的宽容和安慰，帮助患者消除焦虑、沮丧、抑郁等不良情绪，这些精神因素对性生活也有很大影响。

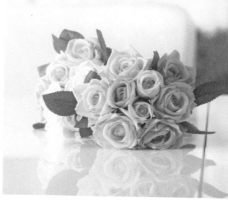

常做手指操，改善手部微循环

糖尿病周围神经病变的一个典型表现是肢体末端的感觉异常，如手部、足部等多有麻木、蚁走感、胀痛等不适。平时如能多活动肢体末端，可以改善神经系统，预防发病，延缓病情发展。

手部抓放

1️⃣ 双手紧握拳，十指向内抓紧。

2️⃣ 之后快速用力放开并伸展手指，要十指尽量向外拉伸，感觉稍用力。

3️⃣ 然后再握拳，再伸展。反复进行10~15次。

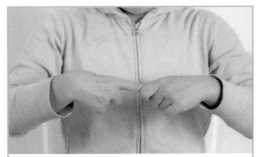

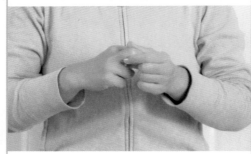

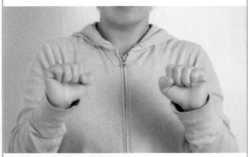

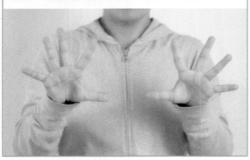

手指拉伸按摩

1️⃣ 用拇指和食指逐一向外拉伸另一手的每一根手指，每根手指各拉10次。

2️⃣ 再分别揉捏每个手指的指关节，力度适中。然后换手再做。

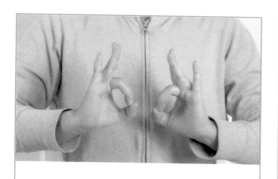

手指弯曲捏圆

1 大拇指逐一与其他各指弯曲捏拢成圆。每两指捏拢时，其他三指尽量伸直，保持3秒钟。

2 连做10次。可以双手同时做，也可以单手做完再换手做。

手指对敲

1 双手十指相对，左右手指的指尖——对应，用力相对反复敲打（也可用力相对按压）。

2 没有时间、频率的限制，有空就做。

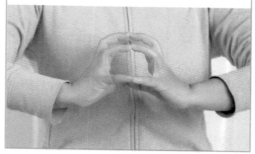

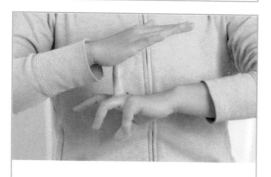

手指反向拉伸

1 将每根手指朝关节弯曲的反方向伸展，至极限处，保持3~5秒钟，换手指再做。

2 注意动作要缓慢，不可勉强用力，有微酸感即可。

手指部位是肢体最末端，糖尿病患者普遍存在微血管循环障碍，活动手指部位可以活化局部血液循环，改善手指麻木、肿胀、疼痛等异常感觉。

手指部位是人体6条经络的起止处，穴位分布密集，经常活动可起到疏通经络的作用，对养护心血管、稳定血压、明目止痛、调理头面部不适都有好处。

手指关节操没有任何时间、场地限制，随时随地都可进行。

下肢常活动，保持腿脚灵活

下肢也是糖尿病患者经常发生神经病变的区域，经常活动可以改善血液循环，缓解血管硬化、血栓、水肿、腿部麻木沉重、肌肉萎缩等问题。特别是老年糖尿病患者，在运动能力不佳的情况下，要尽可能活动腿部，保持腿脚灵活，以防行走能力快速退化，生活质量严重下降。

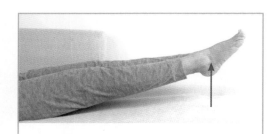

双腿同时抬举

仰卧，双腿自然伸直，双腿同时抬举，在水平15°左右，保持5秒钟，放下再做，每天10~20次。

双腿交替抬举

仰卧，双腿自然伸直，双腿交替抬举，高度不限，根据自身能力而定，每天10~20次。

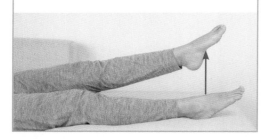

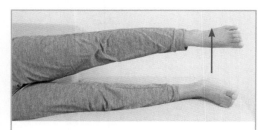

单腿侧抬举

侧卧，下腿自然伸直，上腿伸直向上抬举，至最高处再复原，反复做10~20次。换腿再做。

空中自行车

仰卧，双腿在空中做踩自行车的动作，每天10~20次。

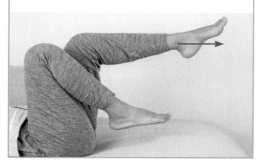

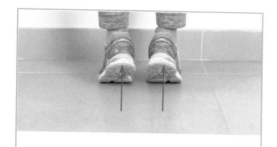

踮脚尖

　　站立，踮起脚尖至极限处，小腿和膝盖绷直，再放下脚跟，反复做20次。

　　此动作能增强下肢肌肉力量，改善血运，消除肿胀麻木。

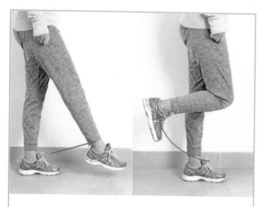

前后甩腿

❶ 手扶墙，单腿站立，另一条腿抬起，先向前伸直，脚尖绷直。

❷ 再向后弯曲，勾起脚尖，反复做20次。然后换腿再做。

马步摇摆

❶ 马步站立，两手扶腿，缓缓呼气后拧腰向左，屈身下俯，将余气缓缓呼出。头自左下方经体前至右下方，引颈前伸，自右侧慢慢将头抬起，同时配以吸气。

❷ 身体恢复马步桩，缓缓深长呼气。同时全身放松。

❸ 反方向再做，左右交替进行。

　　这是"八段锦"中的一个动作，名为"摇头摆尾去心火"。常做有助于锻炼下肢肌肉力量，消除下肢水肿、麻木及胀痛感。

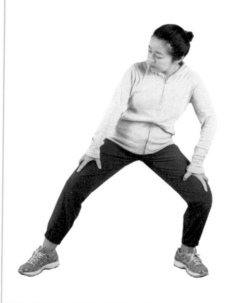

少穿紧身衣裤，减轻摩擦疼痛

发生瘙痒及湿疹等皮肤病时，宜穿纯棉材质的衣服，不宜贴身穿尼龙、化纤、毛毡等容易起静电、摩擦皮肤的衣服。

服装要宽松舒适，不宜太紧身，以免过度摩擦患处，引起或加重瘙痒、疼痛等不适，也避免造成皮肤溃破。

裤子尤其要宽松透气，不要长时间穿着紧身裤。内裤部位过紧或穿紧身裤袜，容易造成阴部潮湿闷热，导致外阴瘙痒及尿路感染。

洗浴先试水温，以免发生烫伤

洗浴水温不宜超过40℃

洗澡时一定要控制好水温，不要洗温度过高的热水澡。由于发生周围神经病变后，肢体和皮肤对冷、热的感知能力下降，热水的刺激容易造成皮肤发红、烫伤，还容易加重皮肤瘙痒。所以，不论是淋浴还是泡澡，都应以34~37℃的温水为佳。

40℃是一个重要界限，超过这个水温，不论是淋浴还是泡澡，都会产生更大的皮肤刺激，也不利于心血管系统的稳定。

一般家庭电热水器可以控制和调节水温，一目了然，是在家洗浴的最佳选择。

而煤气热水器常存在水温不稳定的问题，一会儿热一会儿冷，这时不妨多放一会儿水，等水温恒定了，再进入水中洗浴。

洗浴时间不宜太长

浴室通风不佳，容易热气蒸腾、缺氧，再加上热水使全身毛细血管扩张，大量血液流向体表，引发心脑血管供血不足，有可能会发生心脑血管意外。

淋浴或泡澡都不宜时间太久，控制在15~20分钟，不能超过30分钟。以免皮肤发胀、起皮、破损，长时间泡浴还容易使全身血管扩张、血压下降，如果水温又高，水面长时间没过心脏位置，更容易诱发心脑血管意外及晕倒。

注意浴室安全

糖尿病患者多有视力障碍，腿脚也麻木、疼痛、不灵便，安全问题尤为重要，有以下几点需注意。

❶ 使用洗澡凳：腿脚不灵便者最好配备洗澡凳，可以坐着洗下半身和脚部，一定避免单腿站立洗浴，以防摔倒。

❷ 有安全扶手：浴缸比较高，且水湿地滑，进出时一定要有手扶的地方，防止摔倒。

❸ 穿漏水拖鞋或有防滑垫：洗浴时可穿着漏水的拖鞋，舒适柔软，方便防滑。也可以在淋浴室与浴缸内铺上防滑垫。

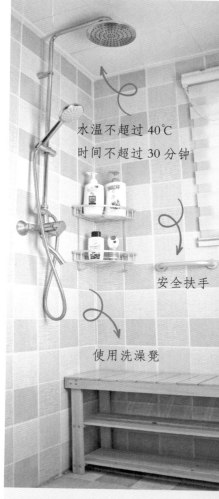

水温不超过 40℃
时间不超过 30 分钟

安全扶手

使用洗澡凳

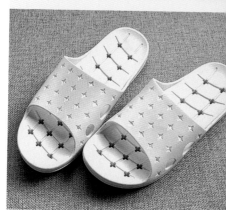

按摩下肢穴位，缓解麻木和疼痛

人体腿部有 6 条经脉贯通，加强日常保养可使经络畅通。一方面，能促进人体排除痰湿浊气，提高代谢能力，有降血糖的作用；另一方面，有助于缓解糖尿病患者常见的下肢麻木、酸胀疼痛、疲弱无力、水肿等不适，对防治糖尿病并发下肢血管病、足病、肾病都很有帮助。

以下穴位是保养重点，可加强按摩和敲打。

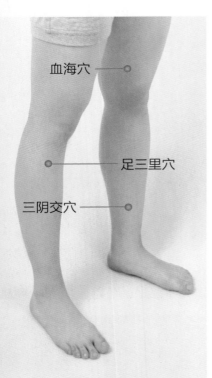

用大拇指按揉这 3 个穴位，边按边揉（也可以掐、捶），力度要重，每次 3 分钟。两腿穴位都要按揉到，每天 1~2 次。

血海穴

脾经穴位。位于股前区，髌底内侧端上2寸，股内侧肌隆起处。

此穴可运化脾血，清血利湿，常用于血浊、血毒、血热引起的疮疡湿疹等皮肤病，以及血虚、血燥、血稠引起的皮肤瘙痒等。

足三里穴

胃经穴位。位于小腿外侧，外膝眼下3寸（四横指宽），胫骨边缘。

此穴是调理脾胃的要穴。糖尿病患者重点保养此穴位，可燥化脾湿，生发胃气，改善下肢水肿、痿痹。

三阴交穴

脾经穴位。位于内踝尖上直上3寸（四横指宽），胫骨后缘靠近骨边凹陷处。

此穴为脾经、肝经、肾经三经交会之地，故名为三阴交。可健脾益血，调肝补肾，改善消化不良、腹胀、腹泻、水肿、失眠、小便不利、下肢痿痹等。

推擦腿部安全有效

　　以手掌反复推擦双腿膝盖至脚踝部位，由上而下，将小腿的内侧、外侧、前侧、后侧都推擦到，直至感觉小腿发热。

　　常做这个动作可以改善下肢气血运行，刺激小腿内外侧的经络穴位，激活腿部知觉，缓解肢端乏力、麻木、水肿等状况，还能养护皮肤，避免皮肤损伤，十分安全有效。

按摩切勿损伤皮肤

　　按摩保健对调控血糖、缓解不适、预防并发症都非常有益，但糖尿病患者要特别注意预防皮肤溃破及感染，所以，在按摩时要更为小心谨慎。

　　以下几点需要牢记：

■按摩除了直接用手外，也可以用保健锤、按摩棒等，但不要用太锋利尖锐的部位，力度也不要太重，皮肤出现发红就要停止。

■按摩前，应先经双手摩擦生热，不能用凉手。

■手指甲要修剪圆滑，保持清洁，指甲不可过长，以免损伤皮肤。

■皮肤有伤口、发黑、破损、溃疡或有炎症、癣疹、疮痈、囊肿时不宜按摩。已有糖尿病足者，足部慎重按摩。

■按摩处的皮肤要保持清洁，按摩前先洗去污垢和尘土，手部也要洗净，防止细菌污染。

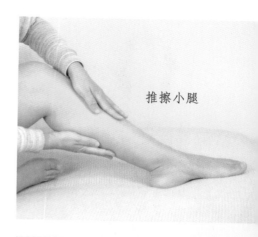

推擦小腿

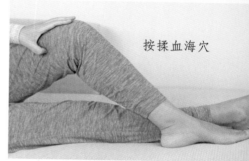

按揉血海穴

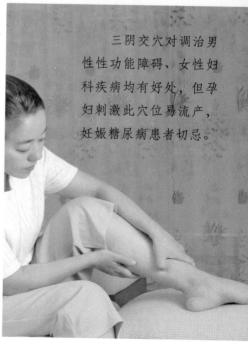

三阴交穴对调治男性性功能障碍、女性妇科疾病均有好处，但孕妇刺激此穴位易流产，妊娠糖尿病患者切忌。

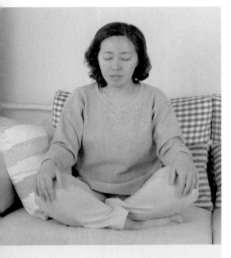

放松心情，
焦虑、抑郁容易加重
病情和疼痛感

糖尿病作为一种慢性病，不是短时间能够治愈的，我们要本着一种"与疾病共存"的理念来对待它。如果患者情绪不稳定，过度焦虑，脾气暴躁，会进一步加重病情，尤其会使皮肤病、眼病、心血管病以及各种溃疡、疼痛加剧。所以，为了减轻不适症状，先要把心情调整好，使自己尽量情绪平和、身心放松。

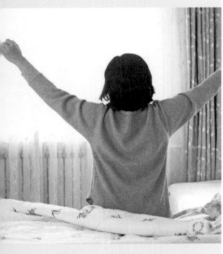

❶ 静坐：选择空气清新、安静、舒适处，抛开一切杂念，匀速呼吸，闭目静心，放松静坐一会儿，什么也不想或想一些美好的事物。

❷ 伸展：伸展四肢及躯干，可做一些简单的体操、拉伸动作，配合深长的呼吸，能快速改善心情。

❸ 晒太阳：阳光是天然的情绪调节剂，心情不佳时哪怕只是在阳光下散散步或坐一会儿，都是有效的。

❹ 倾诉：经常与人沟通和交流情感，使自己的情绪得到宣泄、疏导，可以达到排解烦恼、愉悦心情、疏解压力的作用。

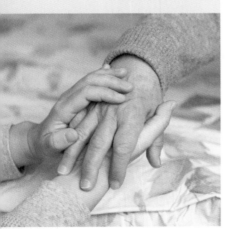

❺ 自娱自乐：投入阅读、歌唱、舞蹈、旅游等活动中，让自己快乐起来，享受生活的美好，也是调节心情的好方法。

6 学习疾病知识：不少人对疾病有恐惧感，尤其在疼痛发作时更为明显。不妨多学习一些疾病的治疗和养护常识，提高自我保护意识，配合医生积极治疗，这样就不会因无知而恐惧了。

适当用药，对症治疗

糖尿病神经病变应及时对症治疗，以避免继续发展和加重。

针对病因治疗

1 血糖控制：积极严格地控制血糖，并保持血糖稳定，是预防和治疗此类疾病的最重要措施。

2 神经修复：常用药物有甲钴胺、神经生长因子等，可根据病情选用。

3 其他：神经营养因子、肌醇、神经节苷脂和亚麻酸等。

针对神经病变的发病机制治疗

1 抗氧化应激：常用药物为硫辛酸。

2 改善微循环：常用药物为前列腺素E1、贝前列素钠、西洛他唑、胰激肽原酶、钙拮抗剂和活血化瘀类中药等。

3 改善代谢紊乱：常用药物为醛糖还原酶抑制剂，如依帕司他。

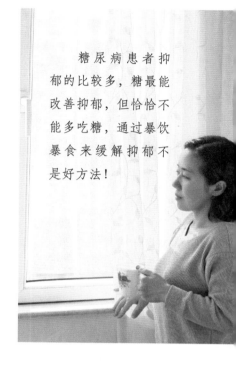

糖尿病患者抑郁的比较多，糖最能改善抑郁，但恰恰不能多吃糖，通过暴饮暴食来缓解抑郁不是好方法！

疼痛管理

治疗痛性糖尿病神经病变常用以下药物。

1 抗惊厥药：包括普瑞巴林、加巴喷丁、丙戊酸钠和卡马西平等。

2 抗抑郁药物：包括度洛西汀、阿米替林、丙米嗪和西肽普兰等。

3 其他：阿片类药物（曲马多和羟考酮）和辣椒素等。

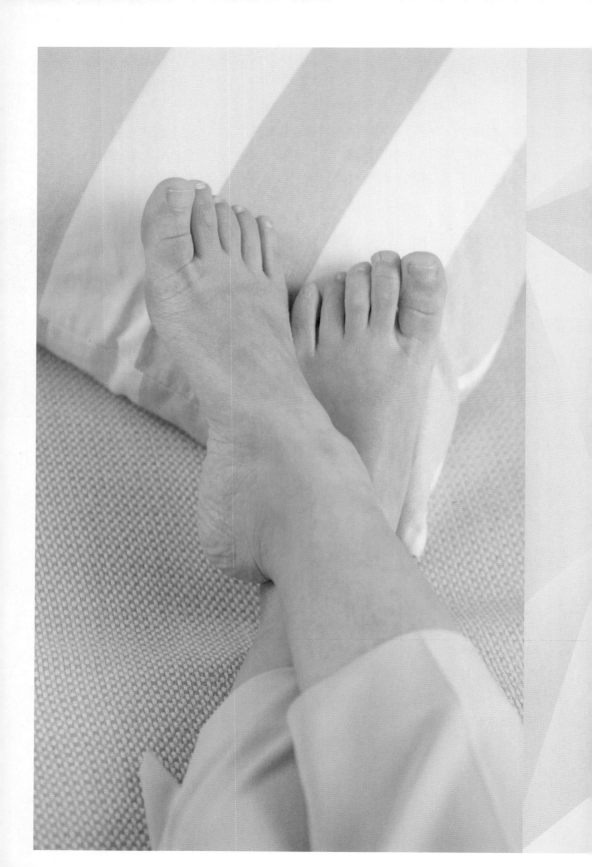

第六章 提防容易被"染趾"的糖尿病足

糖尿病足病是引起截肢甚至死亡的严重并发症，对生活质量的影响也最大。足病一旦发生，治疗起来难度很大，所以，还是要以预防为重。在生活细节上做好保养，尽可能避免对足部的刺激和损伤，就能减少发病机会。

糖尿病足病是截肢率和死亡率高的危险病症

糖尿病足病是糖尿病最严重的慢性并发症之一，极大影响患者生活质量。15%～20%的糖尿病患者在病程中会发生足部溃疡或坏疽，发病率比普通人高40倍。

糖尿病足病是因下肢远端神经异常和不同程度的周围血管病变导致的足部溃疡、感染及深层组织破坏。糖尿病患者由于长期受到高血糖的影响，下肢血管动脉粥样硬化、血管壁增厚、弹性下降，血管容易形成血栓，并集结成斑块，导致下肢血管闭塞、支端神经损伤，从而造成下肢组织病变。"足"为肢体最远端，闭塞现象最严重，轻者可表现为足部皮肤干燥和发凉，重者会有不同程度的坏疽、行走困难，情况严重的需要截肢甚至死亡。

调查显示：我国糖尿病足溃疡患者的总截肢（趾）率为19%，年死亡率为14.4%，而截肢（包括大截肢和小截肢）后的5年死亡率高达40%。我国三甲医院中，由于糖尿病所致截肢占全部截肢的27.3%，占非创伤性截肢的56.5%。

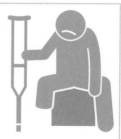

糖尿病足病的症状和分级

糖尿病足病往往从足部感知异常及皮肤溃疡开始，越来越重，难以愈合，发展为深部溃疡，最终坏疽而不得不截肢。糖尿病足病一旦出现，可进行分级评估，以判断病情，及时加以控制。

糖尿病足病的分级

分级	临床表现
0级	有发生足部溃疡的危险因素，但目前无溃疡
1级	足部表浅溃疡，无感染征象，突出表现为神经性溃疡
2级	较深溃疡，常合并软组织感染，无骨髓炎或深部脓肿
3级	深部溃疡，有脓肿或骨髓炎
4级	局限性坏疽（趾、足跟或前足背），其特征为缺血性坏疽，通常合并神经病变
5级	全足坏疽

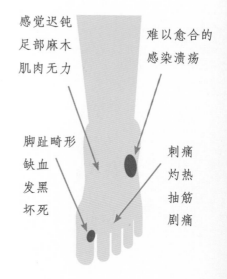

感觉迟钝
足部麻木
肌肉无力

难以愈合的
感染溃疡

脚趾畸形
缺血
发黑
坏死

刺痛
灼热
抽筋
剧痛

糖尿病患者每年要进行全面的足部检查，详细告知医生自己大血管及微血管病变的病史，让医生评估目前神经病变的程度和下肢血管疾病（下肢疲劳、跛行），以确定溃疡和截肢的危险因素。

评估检查一般包括皮肤视诊、评估足部畸形、神经评估、血管评估（下肢和足部血管搏动）等。

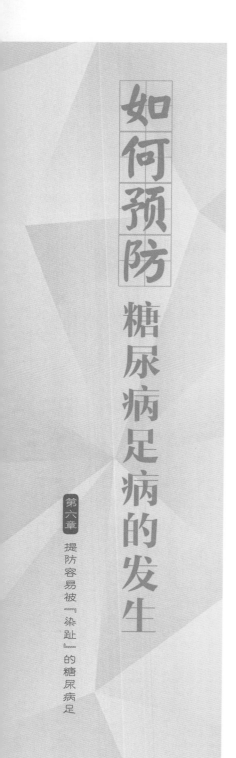

预防重于治疗

糖尿病足病不易治愈，但预防比较有效，所以，应强调"预防重于治疗"。高度重视和预防足部溃疡，注重足部护理，早发现，早治疗，可以有效减少糖尿病足的发生和复发，明显降低截肢率及死亡率。

根据引发溃疡的主要原因，可分为神经性足病、缺血性足病和混合性（神经—血管性）足病。糖尿病足病以神经性病变为主。

在引发糖尿病足的各种诱因中，物理因素（足部溃疡、烫伤、修剪趾甲不当、足癣、足趾负荷过大等）占60%~80%。

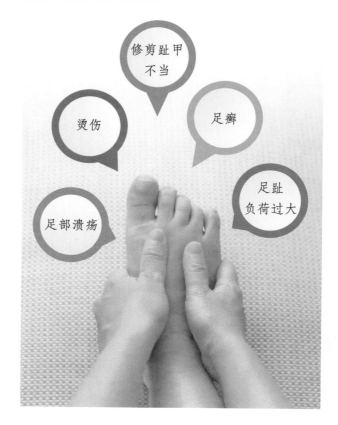

及时观察足部变化，定期检查

所有的糖尿病患者都应对足部进行定期检查，尤其是已发糖尿病足病者以及有周围神经或血管病变者，最好每天在家中明亮处彻底检查一次双脚。如发现有异常，即使是很小的伤口，也应及早就医治疗，以免继续发展。检查时主要观察以下情况。

- ■足部是否有畸形、老茧、鸡眼、脚垫、硬结等。
- ■足部（尤其注意脚趾间及脚掌部）是否有溃疡，包括脚癣、水泡、红肿溃破等。
- ■足部是否有皲裂、抓伤及外伤、破损等。
- ■足部皮肤及趾甲颜色是否有变化（如发红、青紫、发黑、发白等）。
- ■足背动脉和胫后动脉搏动是否正常。
- ■足部皮肤温度是否有异常。
- ■足部皮肤是否有感觉异常（如触觉异常、疼痛、烧灼、麻木感等）。
- ■走路是否感觉下肢沉重、疲劳，有时一瘸一拐。

足部神经检查法

医院一般进行足背搏动和尼龙丝触觉检查。如果均正常，且没有足部畸形，以及没有明显的糖尿病慢性并发症，这类患者属于无足病危险因素的患者，注意养护、加强预防即可。

在家可以用捻尖的棉花棒、针的钝端、冰凉的金属物来轻触足部，看看是否有感觉。也可将脚分别泡在37℃和室温的水中，测试分辨温度的能力。如果感觉迟钝，说明足部感觉神经已有退化。

足部发生任何溃疡、破损、变色、麻木感等异常时，应找到原因，及时去除和纠正不良诱因。如鞋袜不合适、走路过多等，一定不要忽视，应马上改善。对于不明原因的足部异常，应马上就诊。

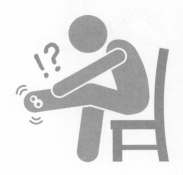

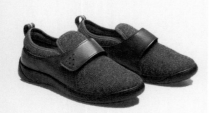

轻便低跟、软面软底、包头宽松的休闲鞋、布鞋或运动鞋最为适合。

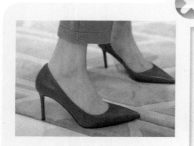

高跟鞋、尖头鞋使足趾负荷过大，易造成足部皮肤溃破及足趾挤压伤。

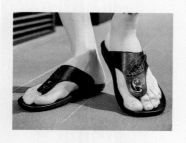

夹脚凉鞋容易使足部受风寒、脚趾受伤、足趾间皮肤磨损。

选择一双合适的鞋

要想保护好足部，鞋子是否合适非常关键。糖尿病患者在选择鞋子时应特别注意以下几点。

❶ 鞋要宽松合脚，切勿挤脚，鞋子后缘与脚后跟之间要能容纳一根手指，宽度太宽、太窄都不好。脚趾部位尤应宽松，脚趾应能在鞋中稍微活动。以圆头鞋为佳，勿穿尖头鞋。

买鞋最好在下午买，人的足部在下午会有肿胀情况，此时试穿合适，鞋码才不会买小。

挑选鞋时，应穿袜试鞋，并且穿鞋时要小心谨慎，避免损伤，两只脚要同时试穿。

❷ 最好选择能包住脚趾的鞋，以加强保护，减少脚趾受外伤的机会。尤其是运动或户外行走时，一定注意保护好脚趾，尽量不穿露趾凉鞋、夹趾拖鞋，减少脚趾磨损。

❸ 鞋底应柔软有弹性，不能过硬。以平跟、低跟鞋为宜，鞋跟不宜超过3厘米。尽量不穿高跟鞋，尤其是走路不稳的细高跟鞋。

❹ 鞋子表面及鞋垫均应透气，真皮及棉、毛、布、麻等针织材质均宜，切忌捂脚不透气，引发足癣等真菌感染。鞋面及鞋垫材质均不宜过硬，以免磨脚。

最好两双鞋交替穿，让鞋中湿气减少，维持干燥，减少细菌滋生。

⑤ 穿鞋前先检查鞋内是否有异物或异常，如小石子等，一定要清除干净。

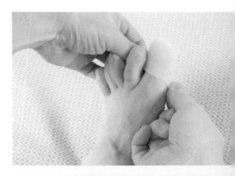

⑥ 如果穿新鞋，要有个逐渐适应期。第一天只穿1小时，然后仔细检查双脚有无异常。

⑦ 鞋有磨脚的部位时，一定要加强防护。如穿新鞋时，在脚后跟、脚掌部位加上防磨垫，脚趾部位如有摩擦，可戴上脚趾保护套。

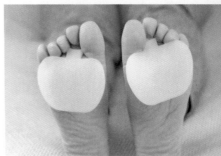

　　网上有卖各种部位的防护垫，便宜又好用，不妨一试。其中硅胶材质比较好，最好不要用黏性胶布，以免造成皮肤过敏或撕揭时皮肤损伤。

⑧ 冬季外出时的鞋应注意保暖和防滑。由于糖尿病患者足部容易感觉异常，对温度的感觉也较迟钝，保暖不足会加重足部的缺血状态，甚至生冻疮，使足病发作。户外有冰雪时，要特别注意鞋底的防滑性，糖尿病患者容易患下肢血管病变，如果滑倒，危险性比一般人要大得多。冬季在室内，要穿包住脚趾和脚后跟的棉拖鞋，严防受寒。

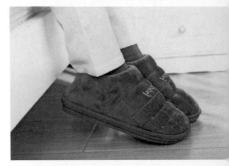

⑨ 鞋要注意卫生，经常清洗，防臭除菌。容易汗脚、脚臭者可选择防臭鞋垫，或在鞋内放置除臭袋、撒除臭粉等。

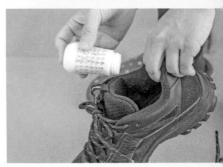

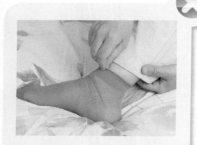

柔软光滑、袜口宽松、浅色的袜子最为适合。

袜子要保暖透气不勒脚

袜子与足部皮肤直接接触，对保护足部也非常重要。糖尿病患者无论什么季节，都不要赤脚穿鞋，一定要穿袜子。

市场上有卖"糖尿病袜"，可以满足糖尿病患者的要求。当然，普通袜子也可以选择，只要注意以下几点，都可以起到养护足部、减少刺激、避免伤害的作用。

❶ 袜子应保暖。糖尿病患者足部血液循环不佳，下肢感觉迟钝，足部尤其怕受寒。秋冬季应选用保暖功能强的纯羊毛或加厚纯棉袜子，严防足部受寒、冻伤。

❷ 袜子应抗菌。春夏季可选择能抗菌、吸汗、排湿的纯棉或速干袜，保持足部干爽，保护足部不受细菌侵害，预防脚臭、足癣、感染的发生。

❸ 袜子不能太紧。袜口要宽松，有弹性，不能勒脚踝，否则易造成皮肤损伤、溃破，还会影响足部血液循环。

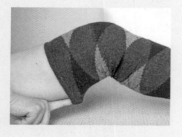

袜口太紧，勒住脚踝部位，影响足部血液循环。

过膝盖的长筒袜，为了防止滑落，会勒住大腿部位，影响下肢血液循环。

最好不穿高过膝盖的长筒袜、紧腿丝袜等，此类袜子过于紧绷，且为了防止滑落，收口部位一般较紧，容易影响下肢及足部的血液循环，加重足部缺血。

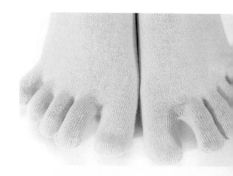

④ 袜子要光滑、不磨脚，款式简单。不要穿有毛边的袜子，以免刺激皮肤，造成过敏、瘙痒。不要穿破旧、磨损、有洞或线头过多的袜子，以防勾丝或线头勒伤脚趾而不自知。

⑤ 五趾袜能将足趾分开，减轻足趾皮肤的摩擦挤压，也可减少足趾间因多汗潮湿而生的足癣，对足趾的保护更加充分，非常实用。

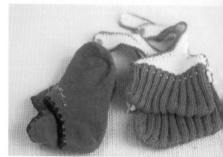

⑥ 糖尿病患者最好穿浅色袜子，因为足部感觉功能差，患者常常足部受伤流血或溃疡破损都不会有知觉，浅色袜子可以让患者及时发现伤口或渗液、脓血，及早治疗。

⑦ 冬季在室内活动时，如果室内温度低，可以在袜子外面再穿一层袜套，保暖效果更好。

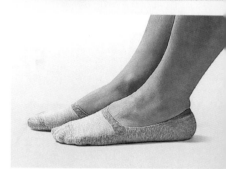

⑧ 夏天可以穿只包住脚趾和后脚跟的船袜，材质可以薄一些，起到防磨脚的作用。最好不要光脚穿鞋。

⑨ 袜子应每天更换清洗，并在日光下暴晒晾干，充分杀菌，保持清洁干爽。

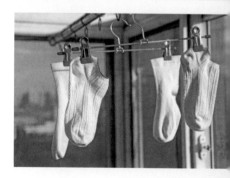

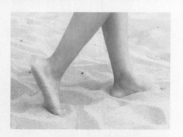
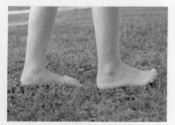
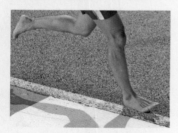
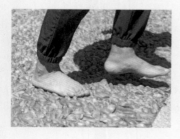

❌ 避免赤足行走
和踩石子路锻炼

　　糖尿病患者尽量不要在室内外赤足行走。这一点对于南方的患者来说尤应注意。

　　由于南方气候炎热，很多人在生活中都有赤脚的习惯，但糖尿病患者多有足部敏感度下降的问题，更加容易造成足部冷热失调、皮肤损伤而不自知，从而诱发糖尿病足病的发生。所以，最好做到以下几点，避免这类危险因素。

❶ 在室内要穿拖鞋，如果没有室内穿鞋的习惯，在室内木地板或地毯上行走时，要穿棉质的袜子或袜套，最好袜底有防滑保护。

　　不要穿按摩拖鞋。虽然按摩拖鞋可以刺激足底穴位，有一定的保健功能，但对于糖尿病患者来说，刺激过于强烈，会造成足底疼痛、红肿、皮肤溃破，反而是一个危险因素。

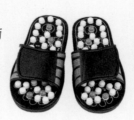

② 赤足健走或跑步被认为是一种有益的锻炼法，但不适合糖尿病患者。即便是在地面情况很好的塑胶场地也不宜。

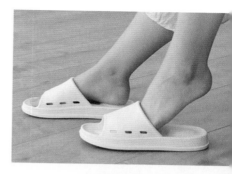

③ 不少人喜欢赤足走在田埂、草地、沙土地、青石板路上，不论是劳动需要还是休闲体验，患有糖尿病者都最好避免。

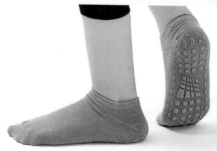

④ 在沙滩上行走最好穿拖鞋、沙滩鞋或洞洞鞋，不要赤足。因为沙滩上经常会有尖锐的贝壳、石子，万一踩到，容易造成足部损伤、皮肤溃破，不可不防。此外，太阳炙烤的沙滩温度非常高，赤足还容易出现足部晒伤、烫伤。

⑤ 在户外游玩时，不要一时兴起，蹚水游乐，如脱鞋去踩溪水、小河、河滩、湿地。如果要去，最好穿胶鞋或湖溪鞋，以保护好足底、脚趾等处。

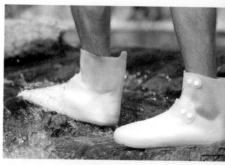

⑥ 下大雨时，不要为了方便和舒服，脱鞋赤足行走，这会极大增加足部损伤的危险，最好穿雨靴或防水鞋套。

⑦ 不要赤脚踩石子锻炼。赤脚踩石子能刺激足底穴位，是常见的保健法，但容易引起足底皮肤溃破、疼痛，对糖尿病患者十分不利。

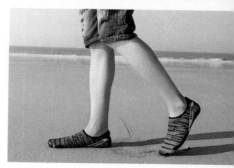

不要用热水泡脚

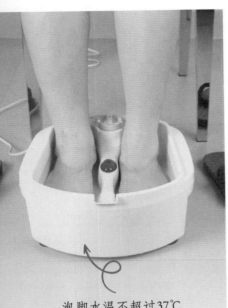

泡脚水温不超过37℃
时间不超过10分钟

也可以在泡脚水中加入一些中药材，进行药浴。常用的药材有：桂枝、红花、桃仁、当归、透骨草、伸筋草、川芎等。可熏蒸，也可泡浴或擦涂，能起到一定的温经通络、活血止痛作用。

但只要涉及药材，都有对症的问题，最好不要自己乱用，还应请专业医生根据病情来指导用药。

温水泡脚没问题

糖尿病患者应每天用温水洗脚或泡脚，这对养护足部是有益的。一方面可保持足部皮肤清洁，减少皮肤破损感染的机会，另一方面能适度温热身体，驱除寒冷，促进局部血液循环，缓解足部缺血症状，有助于预防和调养肢端末梢神经病变。

此外，晚上睡前泡泡脚还能提高睡眠质量。

泡脚的水温不宜超过37℃

由于糖尿病患者多有神经病变，足部感知温度的能力降低，长时间热水（40℃以上）浸泡，容易造成皮肤发红、烫伤，引发足部溃破，导致足病发生或加重。对于已经有足病者，即便一盆热水烫一下脚，都有可能导致足部感染而截肢，必须引起高度重视。

如果糖尿病患者已经出现皮肤对温度不敏感的情况，可能脚烫得通红都不自知。所以，倒好洗脚水后，最好先让家人试试水温，或用温度计测量一下，保证水温不超过37℃，避免烫伤。

泡脚时间不宜太长

即便用温水，每次泡脚时间也不宜超过10分钟，切勿泡到大汗淋漓。糖尿病患者皮肤脆性较大，长时间泡水容易导致皮肤涨发、脱皮、起泡，引发皮肤感染。

泡脚时不要用力搓擦

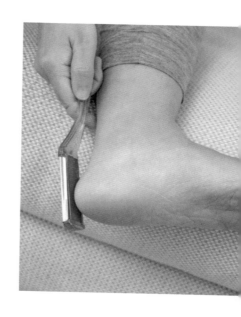

泡脚时不要用力搓擦皮肤，可使用磨脚石（或浮石）在起茧部位轻柔摩擦，以软化皮肤。不要使用粗硬的器具磨脚、去死皮或脚垫，不要使用机械装置按摩足部，以免损伤皮肤，造成皮肤溃破。

足部有伤时不要泡脚。如足部已经出现皮肤外伤、破裂时，最好不要冲洗，可用75%医用酒精局部清洁消毒，否则容易导致损伤加重及皮肤感染。

选择合适的足浴盆

① 电子足浴盆可自动加热，并保持设定的温度，水温、时间可随意调节，特别适合对温度不敏感的糖尿病患者控制水温。

② 宜选择水流震动式足浴盆，水流按摩比较柔和安全。避免选择盆底带有尖锐凸起或机械式按摩装置的足浴盆，以免齿轮类的按摩器具损伤足部皮肤，引发感染。

③ 最好选择搪瓷材质的泡脚盆，因为搪瓷的散热速度比其他材质要快，对不宜长时间浸泡热水的糖尿病患者来说是非常有益的。

④ 不要选择铝制等金属盆，因为金属盆中的化学成分不稳定，如果泡脚水中加入中药材，容易发生一些化学反应，生成有害物质。

⑤ 足浴盆最好不要一家人轮流使用，容易造成交叉感染。同时要经常给足浴盆清洗杀菌。

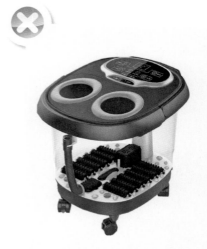

底部带机械按摩装置的足浴盆容易损伤足部皮肤，固定双腿的设计使人难以逃离危险，不适合足部不敏感的糖尿病患者。

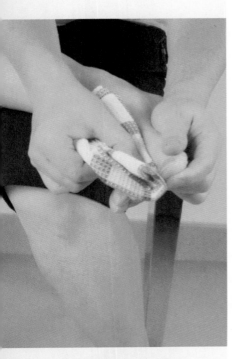

保持清洁，
洗脚后一定要擦干

洗完脚后，要用柔软、吸水、浅色的毛巾轻轻擦干水，并检查有无出血和渗液。

尤其是足趾缝间的皮肤，一定要擦干。因为趾缝间最容易残留水分，也是足癣的好发部位，一定要注意保持干燥和清洁，避免细菌及真菌滋生，引起足癣、感染。

有些人在夏天洗完脚，习惯不擦脚就直接穿脱鞋，觉得反正自然会晾干，还凉快，其实这样做有很大隐患。当足部长时间处于潮湿状态时，特别容易在足趾间生出足癣、湿疹，出现瘙痒、红肿、水泡、溃破等状况，夏季更易发作，且愈合恢复很慢，糖尿病患者尤其要注意防范。

浅色的毛巾有助于看出足趾间有无出血和渗液，深色或太花的毛巾效果较差。

不要用粗质的巾布用力擦拭足部，避免造成皮肤损伤。

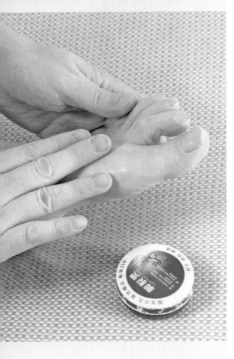

养护皮肤，
小心破口与疮癣

天冷涂上润肤膏

秋冬季节天气寒冷时可以在足部涂抹一些润肤膏、橄榄油等护肤品，以保持足部皮肤柔软润泽，防止干裂破口，缓解因干燥造成的皮肤瘙痒、脱屑等问题，也能起到一定的防寒、防冻疮作用。

涂抹润肤膏时正好可以仔细观察一下足部各部位有什么异常，顺便做做足部按摩，改善局部血运，预防足部缺血。

不要将润肤膏涂抹于足趾间或溃疡伤口上。

足跟皲裂严重者，可以使用专用皲裂霜。

防治足癣

糖尿病患者有足癣是非常危险的，长期不愈的趾间及足底水泡、糜烂、渗液往往会引起感染，出现脓疱，进而造成足部逐渐溃烂坏死。而且，糖尿病患者皮肤含糖量偏高，更易患足癣，应加倍重视预防。

真菌最喜爱潮湿温暖的环境，防治足癣的关键就是要避免这样的环境。

❶ 一定要穿透气的鞋和袜子，尤其汗脚者，鞋要经常清洗除臭，袜子要在阳光下晾晒杀菌，不要穿尼龙袜。

❷ 也可添加防臭、透气的鞋垫，以保持脚部干燥，避免足部长时间处于潮湿环境。

❸ 注意脚部卫生，增加清洗次数，并仔细擦干。避免与他人共用脚盆、毛巾、拖鞋、袜子，以防相互传染。

❹ 如有皮肤瘙痒、水泡出现，尽量不要用力抓痒，切忌抓破，应积极涂药治疗足癣。

❺ 不要吃辛辣、油腻、上火的食物，饮食清淡，多吃除湿热的瓜果蔬菜，也可起到一定的防治作用。

足癣由真菌感染引起，一般夏季重、冬季轻，汗脚、脚臭者多见。表现为足趾间或足底起水泡、脱皮、糜烂、化脓、红肿、剧痒或疼痛，也有的表现为皮肤增厚、粗糙、开裂，严重时伴有腹股沟淋巴结肿大等继发感染。由于用手抓痒处，常传染至手而发生手癣（鹅掌风）。真菌在指（趾）甲上生长，则成甲癣（灰指甲）。

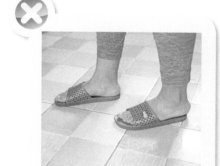

切忌洗澡、洗脚或踩水后不擦脚，直接穿拖鞋，脚部长时间处于潮湿状态，最易发足癣。

修剪趾甲要小心

糖尿病患者足部末梢神经相对正常人来说，反应比较迟钝，所以，往往在受伤后很难察觉，以致产生感染，乃至溃烂而引起糖尿病足。

修剪趾甲不当，是容易引起足部感染的风险因素之一，糖尿病患者需格外小心。

① 趾甲要勤剪，勿留过长，一方面可以减少趾甲中的细菌繁殖，另一方面也避免趾甲过长而发生劈破或划伤周围肌肤等意外伤害。

② 修剪趾甲前，要先用温水泡脚，待指甲软化后，再小心修剪。

③ 尽量用专用指甲刀修剪趾甲，不要用大剪刀、竖刀等过于锋利的工具，否则用力不当，非常容易出现皮肤损伤。

④ 应水平地修剪趾甲，然后用趾甲刀上的挫将趾甲边缘磨平滑，修去毛刺。

⑤ 不要把趾甲剪得太短，千万不要特别修剪趾甲两侧，否则容易引发甲沟炎而造成足部感染。

⑥ 如果老年人视力不好，最好使用带放大镜的指甲刀。还是看不清或做精细动作困难者，最好由家人代劳，切勿伤及趾甲及周边皮肤。

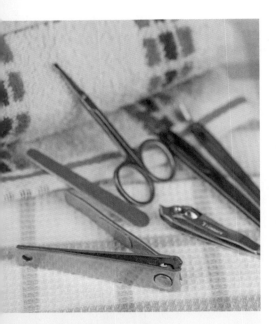

使用修脚专用工具

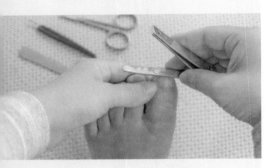

指甲要剪平，修齐，打磨光滑

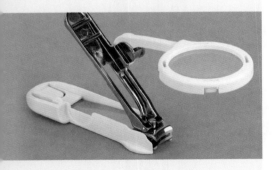

视力不佳者可用带放大镜的指甲刀

7 如果足部有硬茧，可在泡脚后用磨脚石（浮石）适度打磨。避免使用其他坚硬工具修剪死皮、老茧，如不锈钢材质的脚皮锉刀、剪刀、过于粗硬的刷子等。否则，即使很小的足部伤口，也可能造成大麻烦。

8 不要使用化学制剂、除蚀药物（如鸡眼水、除茧剂或鸡眼膏）等来去除足部硬茧、鸡眼、脚垫、灰甲及过度角化的组织。化学制剂使用不当，容易引起皮肤溃破、灼伤等不良反应，加重足病。

9 严禁使用碘酒等刺激性的消毒药物，以免侵蚀性、酸性物质损伤皮肤。

如果足部有硬茧、脚垫等难以清除的角化问题，应找专科医师或护士诊治，帮助患者修除。

尽量不要到公共浴室修脚，浴室的修脚师傅虽然经验丰富，但并非专业医生，用于普通人的工具和技术，糖尿病足患者可能难以承受，还增加了交叉感染的风险，不如去医院安全。

自己修剪趾甲时，一旦发生皮肤破损、出血等意外，一定要及时就医诊治。

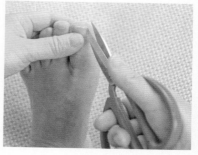

不要用大剪刀剪趾甲、修甲沟及周围角化组织。

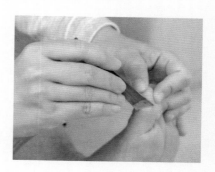

不要用小竖刀自行修剪老茧、脚垫及甲沟。

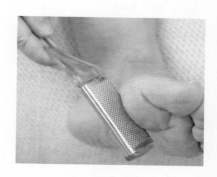

不要使用过于坚硬的修脚或磨脚工具，如不锈钢材质的脚皮锉刀等，以免损伤皮肤。

足部按摩，有助平稳血糖

每天晚上睡觉前洗完脚，进行适当的足部按摩，可以起到疏通经络、活化气血、强壮身体的作用。糖尿病足合并感染、破溃、坏疽等情况时请勿进行。

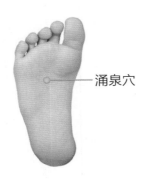

涌泉穴

涌泉穴

肾经要穴。位于足前部凹陷处第2、第3趾趾缝纹头端与足跟连线的前1/3处。

此穴是肾经首穴，有补肾强身、安神助眠、增强免疫力、消除水肿、活化下肢气血、增强腿足力量的作用，适合糖尿病合并高血压、肾病、足病、神经病变者经常保养。

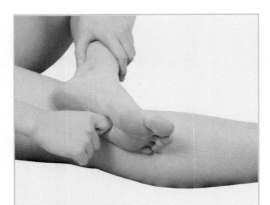

按揉涌泉穴

用手指关节按揉足底涌泉穴区，力度要重，至产生酸胀感为佳（也可借助按摩棒进行）。每天洗脚后按揉1~3分钟。

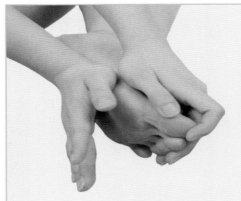

快速搓脚心

用手掌心快速搓脚心涌泉穴区，直到发热发烫。手心正中为心包经的劳宫穴区，对应脚心的涌泉穴区，这样按摩可使心肾相交，活化气血，增强心肾功能。

太溪穴

肾经要穴，在足内侧，内踝后方，内踝尖与跟腱之间的凹陷处。

保养此穴可滋阴益肾，壮阳强腰。常用于小便不利、腰脊痛、膝内侧痛、下肢厥冷痿痹、内踝肿痛、足跟痛等。尤其适合糖尿病合并足病、下肢血管病、腿部沉重乏力者经常保养。

然谷穴

肾经要穴，在足内侧缘，足舟骨粗隆下方，赤白肉际处。

然谷穴是糖尿病患者的保健要穴，有升清降浊、平衡水火的作用，最宜阴虚火旺的糖尿病患者保健，对缓解内热心烦、口干口渴、失眠、咽喉肿痛、下肢痿痹、足跗肿痛等不适症状有一定效果，也有辅助降糖作用，睡前保健效果尤佳。

以大拇指重力掐揉太溪穴、然谷穴各1~3分钟，也可用指关节按揉，以增强力度，至产生酸胀感为佳。每天1次，左右两脚交替进行。

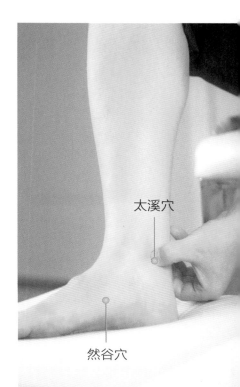

太溪穴

然谷穴

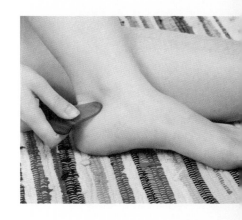

也可以用刮痧板、按摩棒等工具按摩，以增强力度，但切勿过度用力，损伤皮肤。

活动足趾和脚踝，改善足部血运

为了改善足部血液循环，糖尿病患者应坚持做下肢及足部运动，并经常变化体位，给下肢及足部一定的刺激，避免长时间保持固定姿势不动，造成血栓，引发或加重足病。

坐在椅子上时，脚下可垫一个小脚凳，让下肢抬高一些，有助于促进下肢静脉血液回流，保证动脉供血，改善下肢及足部的血液循环，缓解水肿、凉麻、酸痛等不适感。

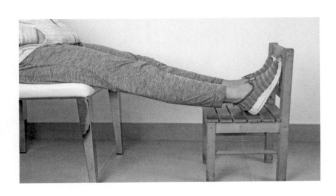

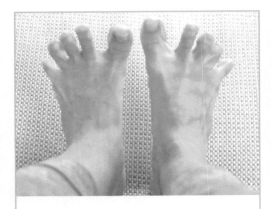

足趾横向伸展

尽力将所有脚趾向外伸展张开，至极限处，保持3秒钟，放松再做。反复做10~20次。

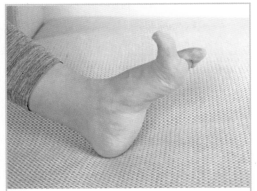

足趾上下伸展

将大脚趾尽力向上翘起，其余四个脚趾向相反方向伸展，保持3秒钟，放松再做。反复做10~20次。

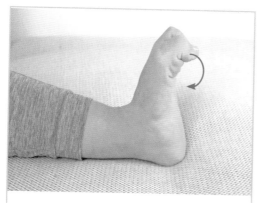

足趾抓握

　　双脚脚趾一起用力向脚心处蜷缩，类似于脚趾抓地的动作，至极限处，保持3秒钟，放松再做。反复做10~20次。

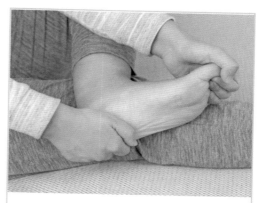

握转脚踝

　　一手握住脚后跟，另一手握住脚前掌，反复来回旋转20次。换脚再做。旋转速度不要太快，应慢而有力。

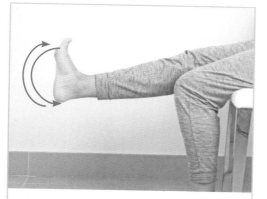

足尖上下翻转

　　坐正，伸直双腿，上下翻转脚踝。脚尖先上勾，与小腿呈直角，再下压，保持平直。反复做20次。

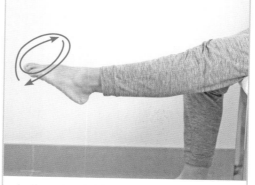

足尖旋转

　　坐正，平举单腿，脚尖绷直，用脚尖在空中画圆，顺时针20次，逆时针20次。换脚再做。

冬天慎用暖宝捂脚

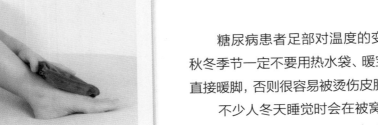

糖尿病患者足部对温度的变化不敏感，所以，秋冬季节一定不要用热水袋、暖宝、暖炉、电热毯等直接暖脚，否则很容易被烫伤皮肤，造成足部破溃。

不少人冬天睡觉时会在被窝里放个暖宝或热水袋，且一般都是放在脚部，这对糖尿病患者是非常危险的。如果室内实在太冷，可以按以下方法做。

① 使用空调暖风、暖风机或其他不与身体直接接触的取暖设备。

② 如果被窝里放了热水袋、暖宝，睡觉时应穿上宽松的袜子，避免脚部皮肤和取暖设备直接接触而烫伤。

③ 睡觉前先用取暖设备加热被子，睡觉时取出，放在被子外面，再钻进被窝睡觉。

不要将热水袋、暖宝直接贴在脚上热敷。

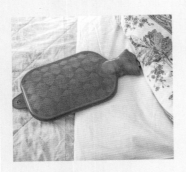

不要把热水袋、暖宝放在被窝里取暖睡觉。

避免其他诱发因素

避免长时间站、走、跑

糖尿病患者积极锻炼和运动是没错的，但也不能过度。如果是血糖长期控制不佳，或已出现神经病变及糖尿病足者，一定要控制好运动量。尤其要避免长时间站立、行走和跑步，以免足部过度承重和磨损，增加破口、老茧、足趾挤压等问题。

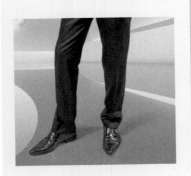

不要长时间站立，有机会就坐下来休息一会儿。

尽量不走凹凸不平的道路

即便穿鞋，也要避免在凹凸不平的道路、碎石地和鹅卵石路面上行走，以免坑坑洼洼或有尖锐物，使足部关节及脚趾受损。

如果必须走，一定要穿上防护作用较好的鞋子，如能护住脚踝、鞋底硬一些的旅游鞋或户外登山鞋等。登山或走崎岖不平的道路时，最好带上拐杖，尽量少负重，以减轻腿部、足部承重，让压力小一些。

避免久坐

坐的时间不要太长，以免下肢血液循环不畅，加重下肢及足部阻痹现象。每坐1小时左右应站起来走动一会儿，切忌久坐不动。

特别要避免长时间双脚交叠、跷二郎腿或盘腿坐，这些姿势会妨碍足部的血液循环，进而容易加重下肢和足部缺血，发生坏疽。

减少开车

由于糖尿病患者的下肢及足部感知功能下降，开车时踩刹车、离合容易掌握不好，还容易突然发生下肢的疼痛、麻木、抽筋等问题，不利于安全驾驶。所以，糖尿病患者应尽量减少驾车出行，尤其要避免长时间开车。如果驾车跑长途，最好能有其他司机轮换驾驶，切忌疲劳，否则，对自己和他人的安全都会构成一定威胁。

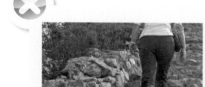

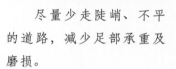

尽量少走陡峭、不平的道路，减少足部承重及磨损。

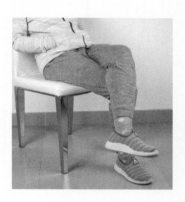

不要长时间跷二郎腿。

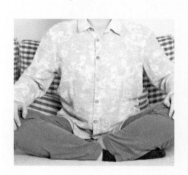

不要长时间盘腿坐。

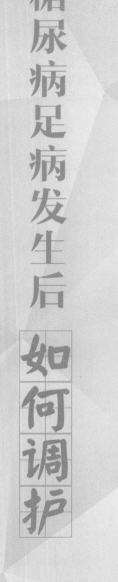

糖尿病足病发生后如何调护

严格控制血糖

糖尿病足的最大诱因就是长期居高不下的血糖水平，所以，首先就是要控制高血糖，同时，对高血压、高血脂、高血黏稠度等均要加强控制，以避免下肢血管硬化、血栓而加重足病。

一方面要坚持用胰岛素或降糖药物来控制血糖，另一方面，根据病情需要可长期服用抗血小板聚集及血管活性药物及肠溶阿司匹林、复方丹参片等降低血液黏稠度的药物。

一旦明确诊断为糖尿病足，必须积极处理和治疗患肢，以免病情进一步发展，引起截肢，甚至死亡。

糖尿病足患者平时应加强日常血糖监控，掌握自己的血糖状况，做到稳定、长期、稳妥、尽早和全面地控制血糖。除了用药以外，还要注意生活起居的调养。每天要按时进食，针对自身的年龄和体重以及日常的活动量来测算进食量，在保证自身热量需求的同时，控制饮食平衡，避免饱食，少食含糖量高的食物，戒烟限酒，让血糖在长期时间内保持达标且平稳。

研究发现，患糖尿病10年以上、对糖尿病不重视、常年独自起居，以及有吸烟、酗酒嗜好，并长期忽视治疗护理者，糖尿病足的发病率极高。可见，吸烟、酗酒、忽视治疗护理等不利因素应尽早剔除。

不要勉强外出远行

研究提示，糖尿病足部溃疡的形成和加重，与患者站立或行走过程中，溃疡部位反复承受的较高压力直接相关。如果已经出现糖尿病足的症状，尤其要控制站立和行走的时间，不要勉强外出，切忌走远路。

糖尿病足部溃疡、感染者，一般不宜外出远行。可以根据足部病情，在医生的建议下适度散步。

如果想要外出旅游，应根据身体状况选择近距离短期旅游，并有人陪伴、道路平坦易行、交通工具便捷舒适、有助行工具（车、轮椅、拐杖等）、有随时可以休息的座椅、时间不紧张、每天走路不多。在这些方面有保障的前提下，才可放心出行。

需要走长路、攀爬、登山、探险、涉水的外出计划均应放弃，高寒、湿热及卫生条件不佳的地方也尽量不要去。

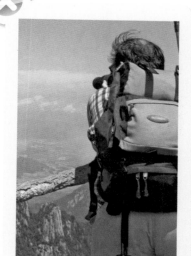

旅程过于疲劳、需要长时间行走、难以随时休息的旅行尽量不去。

雨天外出莫踩脏水

下雨天尽量少外出。必须外出时，尽量不要踩踏到脏水里面，应绕行有积水的地方，还要记得回家后及时冲洗污渍并擦干，以免脏水里的细菌引起足部感染。特别是足部已经有溃疡、创口者，更是切忌雨天外出，如果沾染脏水需及时消毒处理。

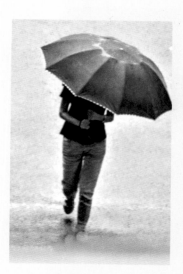

雨天尽量少外出，切忌踩踏、沾染脏污雨水。

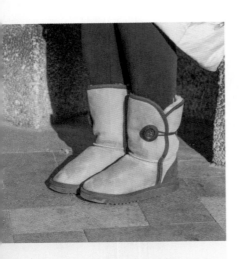

不要去足疗店按摩足部，也要避免非专业人士进行艾灸、针刺、火疗等疗法。

不要去做足疗保健

已经患糖尿病足者，即便只是早期，下肢也会变得异常脆弱，稍有不慎都会带来很大的伤害，做足部保健更要慎之又慎。

如果只是在家做一些简单柔和的足部按摩，能起到舒展筋骨、促进循环的作用，一般来说问题不大。但不建议去足疗店进行保健。

足疗店是为一般人服务的，在不了解患者病情的情况下，可能会发生泡脚水过热、按摩力度过重的现象，对患肢十分不利。甚至有些足疗店会采用针刺、刮痧、贴敷、火疗、熏烤等措施，容易造成皮肤破损、烫伤，引起感染、溃烂，甚至最终不得不截肢。

糖尿病患者足部如有疼痛、麻木、色素沉着、苍白或颜色变深等早期症状，一定要去医院诊治，切勿求助于足疗店。

加强足部保暖

足病发生后，足部的血液循环较差，缺血容易造成足部冰凉、皮肤温度低，再加上周围神经病变，而使冷热感知功能下降，严重者毫无感觉，很容易引起冻伤。因此，足病者要加强足部保暖，以保证下肢血液供应充足、血流通畅，避免足部缺血问题加重。

冬季是糖尿病足的高发季，尤其要注意，在寒冷的冬天，室内、室外的鞋袜均要厚实、保暖。

冬季在雪地里行走一定要穿防水防渗的皮棉鞋、雪地靴，以防雪水渗湿脚部，发生冻伤。

减轻足部压力

对于足部神经性溃疡，主要防护方法是通过减少活动来减轻足部压力。特别要注意鞋袜是否合适，以最大限度地减轻足部受压状况。

鞋袜对糖尿病足的伤害主要是压力以及鞋边的摩擦，压强增高与溃疡发生直接相关。对周围神经感觉功能减退的患者，感觉不到挤压和疼痛，更易发生或加重溃疡。严重的周围神经病变者，足弓塌陷，足趾变形，足底压力不平衡，前足与后足相比，受压程度明显升高，因此，更易在足前部（足趾及足底前部）发生溃疡。

已患糖尿病足者，最好选择专门的糖尿病足鞋、减压鞋垫等，以减轻足部压力，加强保护。有足部畸形者，最好穿专门订制的鞋，或与足矫形器配合使用。

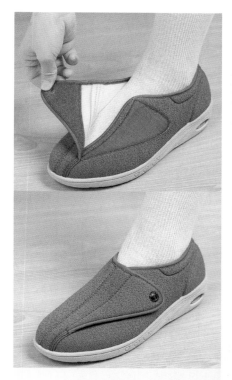

轻便、透气、宽松、可调节的糖尿病足鞋，适合已发生糖尿病足病者。

严格戒烟

吸烟对血管的伤害是公认的，它会损伤血管内皮，加剧血管动脉粥样硬化程度，是加重血栓、下肢缺血性坏死、足部坏疽的重要原因。因此，糖尿病足患者应严格戒烟。

此外，二手烟对人体的伤害作用一点儿也不比吸烟少，糖尿病足患者在日常生活中，也要有意识地远离二手烟环境。

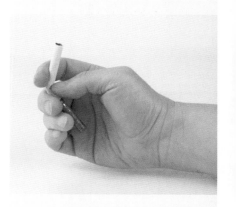

自己不要吸烟，也要远离二手烟。

选择适当的助行工具

糖尿病足早期常有"间歇性跛行"的表现，常会在走路后感觉腿部疼痛，休息后再走，又会出现疼痛。继续发展就会出现"静息痛"，即不走路也出现疼痛。

此外，腿部肌肉萎缩会使走路步态不平稳，进而给脚趾带来额外的压力，久而久之，容易造成足部畸形，如锤状趾、足弓塌陷等。

随后出现足背动脉搏动减弱或消失、足部苍白、足趾冰凉、皮肤温度低等血液循环不良的表现。局部组织供氧下降及缺血，导致溃疡和感染加重，当溃疡难以愈合或合并严重感染时，就只能截肢。

以上问题的出现是循序渐进、日益发展的，行走压力会加剧腿足痹痛、沉重乏力、足部冰冷、溃疡等症状的发展进度。所以，从糖尿病足发生开始，就应注意尽可能减轻行走压力。适当选择一些助行工具，有助于缓解压力、促进患处恢复。

带根手杖很有用

拐杖能使人多一个支撑点，从而助力行走，减轻足部压力。已经出现腿脚无力、间歇性跛行者，外出时即便路途不长，也最好带上拐杖。因为外出时总有一些意外情况，如走路比预想的远、突然感到腿足疼痛、越走越累等。此时，一根拐杖对减轻腿足不适能起到不小的作用。

❶ 单足手杖：使用范围最广，适用于握力好、上肢支撑力强者。

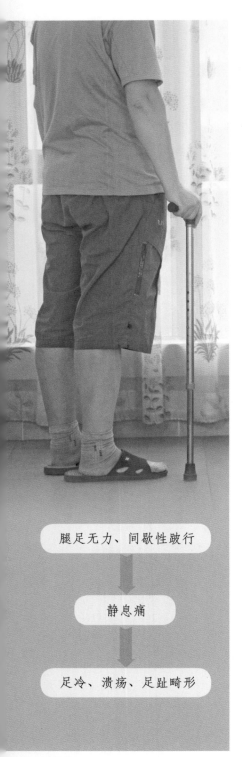

腿足无力、间歇性跛行

↓

静息痛

↓

足冷、溃疡、足趾畸形

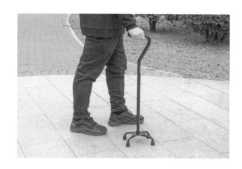

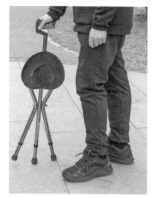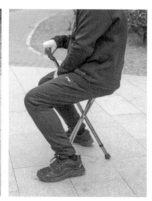

❷ 多足手杖：三足或四足。支撑
面广且稳定性好，多用于平衡
能力欠佳、用单足手杖不够安
全者。

❸ 带座椅的手杖：可以在走累、腿足疼痛
的时候坐下来休息，十分方便。

步行器

步行器也叫助行架，是一种三边形的金属框
架，助力作用更强。它自身很轻，可将患者保护在
其中，有些还带脚轮。步行器可以支持体重，便于
站立或步行，其支撑面积大，稳定性好。已经发生
感染、坏疽、行走困难者，借助步行器，能够适当
锻炼下肢，促进康复，和正常人一样外出散步。

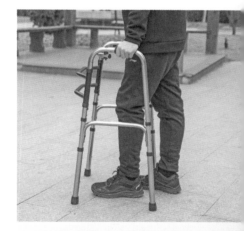

轮椅

严重的糖尿病足发展到足部感染、坏疽、截
肢者，如果老待在家中卧床，对身心健康都十分不
利，可以借助轮椅外出活动，提高生活质量。

除了传统轮椅外，现在还有双控的电动轮椅
（老人代步车），配有锂电，省力方便，既可由他
人推，也可自行掌控，做到外出不求人。

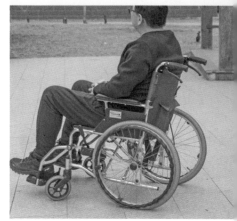

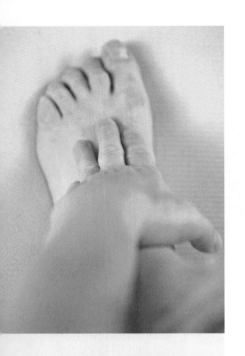

推擦脚面可以起到一定的活血化瘀、缓解足部疼痛的作用。

热敷和冰敷对止痛都没有什么根本作用。

热敷患处可起到一定活血效果，但掌握不好温度也容易烫伤皮肤，有一定危险。

冰敷看似稍有止痛效果，实际上加重了局部缺血问题，也不建议这样做。

再痛也不能"病急乱投医"，或盲目采用偏方治疗，一定要及时去正规医院。

足部疼痛时怎么办

足部是人体最容易出现神经痛的部位之一，一旦受到外界因素的刺激，就容易出现疼痛症状。对于糖尿病患者，下肢血液循环不畅时，常会有四肢麻木、疼痛等症状，如果出现足部感染，疼痛更为严重。而且患上糖尿病之后，对疼痛的忍耐力会降低，特别是高血糖状态下，对疼痛的敏感度更加明显。尤其是老年糖尿病足患者，常常疼痛难忍，晚上无法入睡，普通止痛药也没有太好的效果。

那么，出现足部疼痛，应该怎么办呢？

止痛治疗

糖尿病足患者的疼痛大多为下肢局部血管狭窄或闭塞引起的缺血性疼痛，只有通过改善下肢供血才可减轻疼痛。要先去医院做下肢血管彩超或者造影，评估了下肢血管之后再进一步治疗，以免延误最佳治疗时机。

一般在控制血糖、血压等治疗的基础上，在股动脉进行药物注射，有较好的止痛效果。因为它可直接将药物注射到狭窄的血管部位，改善供血而起到止痛作用。

此外，结合中医的穴位注射也可起到一定的止痛效果。

心理安抚

除了止痛治疗外，家人还要给予患者更多关爱，缓解患者的心理焦虑和恐惧。精神得到充分安慰的患者，疼痛感会有所减轻。

足部溃疡感染时的治疗

糖尿病足感染必须通过临床诊断，结合局部或全身症状来治疗。

足溃疡面的处理

治疗糖尿病足部溃疡感染时，要进行彻底的溃疡部位清创，切除足部的溃疡和溃疡下骨性突出物，有利于溃疡愈合。当清创到一定程度后，可配合足溃疡创面高压氧治疗，有助于改善创面的炎症和微循环状况，可促进肉芽生长和足溃疡的愈合。当溃疡创面有新鲜肉芽组织，感染基本得到控制后，再选择其他治疗方法，加速肉芽生长和足溃疡的愈合。

病变严重的患者可以接受介入治疗或血管外科成形手术，待足部血液供给改善后再进行溃疡局部处理。

抗生素治疗

在物理治疗的同时，一般还要选用抗生素控制感染。对于未合并骨髓炎的足溃疡感染，抗生素治疗疗程1~2周，合并骨髓炎的感染，抗生素治疗疗程至少4~6周。如同时合并严重缺血，抗生素使用时间还需要适当延长1~2周。但是，如果及时手术去除感染的骨组织，抗生素使用可以减少到2周。

如果下肢坏疽严重，进行保守治疗无效者，应及时进行截肢手术。

一旦皮肤颜色急剧变化、局部疼痛加剧，还有红肿等炎症表现、新发生溃疡、原有的浅表溃疡恶化并累及软组织和骨组织、播散性的蜂窝组织炎、全身感染征象、骨髓炎等，应马上转诊糖尿病足病专科，或请血管外科、骨科、创面外科等相关专科会诊，多学科协作诊治有助于提高溃疡愈合率，降低截肢率。

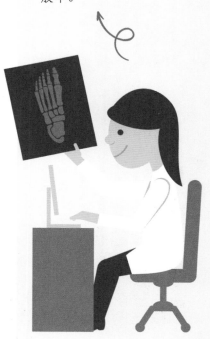

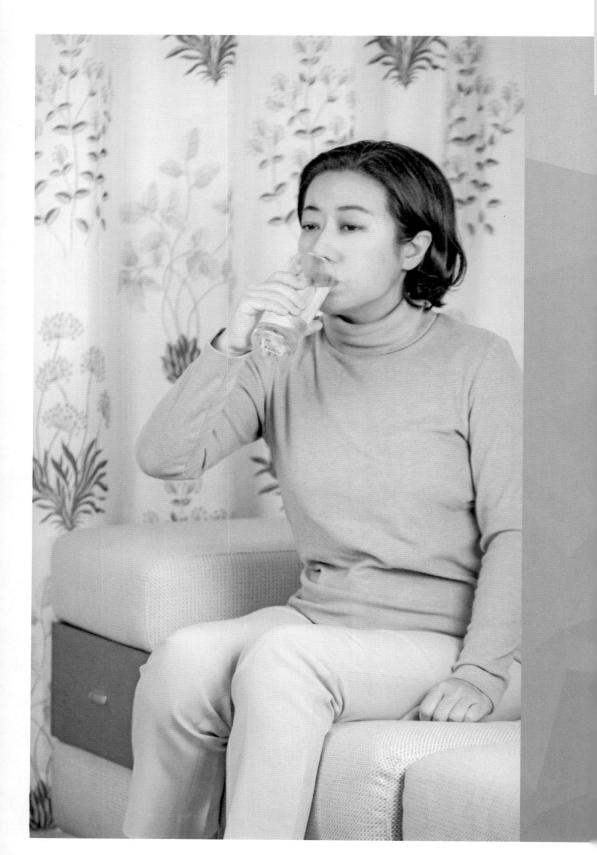

第七章

糖尿病
急性并发症
的防治

低血糖、酮症酸中毒、糖尿病高渗透状态都是糖尿病的急性并发症，如不及时救治，可能发生昏迷，甚至有生命危险。糖尿病患者应该了解这些急症的发病原因和表现，掌握一些自救方法，在日常生活中注意预防。

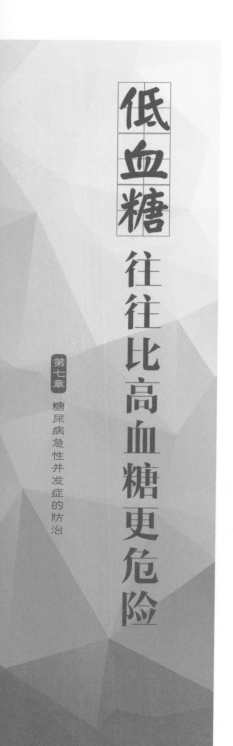

低血糖 往往比高血糖更危险

糖尿病患者
对血糖变化更敏感

糖尿病患者在治疗过程中可能发生血糖过低现象。低血糖可导致多种不适，严重低血糖会引发昏迷，甚至造成死亡，应引起高度重视。

糖尿病患者对血糖变化更为敏感，因此，低血糖的判断标准也与常人不同，一般人能耐受的较低血糖水平，糖尿病患者往往不能耐受。当血糖降至3.9毫摩尔/升以下时，就开始有低血糖的不适感，当低于3.0毫摩尔/升，可能已出现严重症状。

正常人 （非糖尿病患者）	血糖<2.8毫摩尔/升 为低血糖
接受药物治疗的 糖尿病患者	血糖≤3.9毫摩尔/升 即为低血糖
	血糖<3.0毫摩尔/升 严重低血糖

糖尿病患者常伴有自主神经功能障碍，影响机体对低血糖的反馈调节能力，增加了发生严重低血糖的风险。同时，低血糖也可能诱发或加重患者自主神经功能障碍，形成恶性循环。

低血糖有什么表现

低血糖的表现与血糖水平以及血糖的下降速度有关，常有以下表现。

症状类型	具体表现	多发人群
交感神经兴奋	心悸、焦虑、出汗、饥饿感、手抖等	常见于血糖下降快、糖尿病慢性并发症少的患者
中枢神经症状	神志改变、认知障碍、抽搐和昏迷	常见于多年糖尿病、血糖下降缓慢以及程度严重者，老年患者及并发自主神经病变或脑血管疾病者也较为多见

■有些患者屡发低血糖后，可表现为无先兆症状的低血糖昏迷。

■老年患者发生低血糖时，常表现为行为异常或其他非典型症状。

■夜间低血糖常因难以发现而得不到及时处理，更加危险。

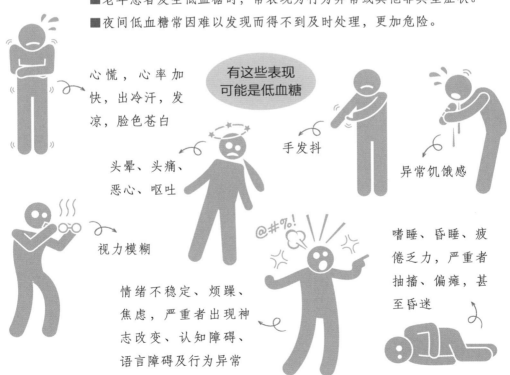

有这些表现可能是低血糖

心慌，心率加快，出冷汗，发凉，脸色苍白

头晕、头痛、恶心、呕吐

手发抖

异常饥饿感

视力模糊

嗜睡、昏睡、疲倦乏力，严重者抽搐、偏瘫，甚至昏迷

情绪不稳定、烦躁、焦虑，严重者出现神志改变、认知障碍、语言障碍及行为异常

可能引起低血糖的原因

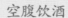

胰岛素或药物治疗

出现低血糖多数是在患者注射胰岛素或服用某种降糖药期间。胰岛素、磺脲类和非磺脲类胰岛素促泌剂均可引起低血糖。

其他种类的降糖药（如二甲双胍、α-糖苷酶抑制剂、TZDs）单独使用时一般不会导致低血糖。应用DPP-4抑制剂、GLP-1受体激动剂和SGLT2抑制剂的低血糖风险较小。

此外，服用普萘洛尔、阿司匹林等药物也有发生低血糖的可能。

血糖标准过于严格

严格的血糖控制会增加低血糖的风险，血糖波动较大者及使用胰岛素的糖尿病患者更容易发生低血糖的情况。因此，对糖尿病患者需要制定有针对性的血糖控制目标。

空腹饮酒

酒精可以抑制体内糖原异生与肝糖原分解的反应。糖尿病患者如果大量喝酒，特别是空腹喝酒时，就会发生严重低血糖，又称为"酒精性低血糖"。

两餐间隔时间长

糖尿病患者白天最好少食多餐，每天5~6餐为宜，每餐七成饱即可。如果进食过少或餐后3~4小时没有进食，就容易发生低血糖。

体力活动

在使用降糖药物剂量未变的前提下，体力活动量加大，或长时间外出活动，体力消耗高于平时，容易突发低血糖。

营养不足

蛋白质可以延缓血糖的吸收，让血糖保持得更平稳，如果饮食中摄入蛋白质过少，粗粮和高纤维蔬菜过多，导致大便次数增加，体内营养不足时，也容易发生低血糖。

发生低血糖时怎么办

糖尿病患者血糖≤3.9毫摩尔/升，即需要补充葡萄糖或含糖食物。怀疑低血糖时，有条件的话，应马上测一下血糖，让治疗更准确。无法测定血糖时，也要立即采取措施。严重的低血糖需要根据患者的意识和血糖情况给予相应的治疗和监护，以免发生低血糖昏迷。

严重低血糖者会出现意识障碍、神志恍惚、行为异常、抽搐甚至昏迷。低血糖昏迷是危及生命的急症，对神经系统影响极大，必须马上急救。

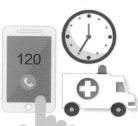

低血糖昏迷超过6小时会造成不可恢复的脑组织损坏，甚至死亡

意识清楚者 （轻度低血糖）	意识障碍者 （重度低血糖）
❶ 立即口服15~20克糖类食品（葡萄糖为佳，也可以是几粒糖果、几块饼干或糖水），15分钟后看有无缓解。如距离下一餐时间在1小时以上，应添加淀粉或蛋白质食物（如馒头、面包、鸡蛋、牛奶等）。 ❷ 如以上方法无效，仍有低血糖症状，应立即送往医院急救，去医院时要带上日常服用的降糖药，便于医生判断病情。	❶ 患者出现神志不清甚至昏迷时，家人或路人应马上拨打"120"急救电话，或将病人送到医院，以免延误抢救时间。 ❷ 在医生接手之前，最好让患者侧卧，以保持呼吸道通畅，防止误吸呕吐物。不要随便给昏迷病人喂食糖水，以免造成呛咳、窒息。 ❸ 入院后马上要进行葡萄糖静脉注射，意识恢复后，至少监测血糖24~48小时。 ❹ 长效胰岛素、长效磺脲类药物所致的低血糖不易纠正，且持续时间较长，可能需要长时间葡萄糖注射，并密切观察4~5天，以防止再次发生低血糖昏迷。

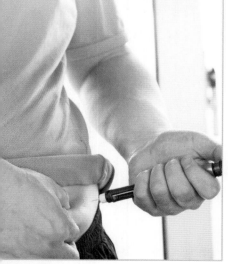

■胰岛素的注射部位不同，也会导致胰岛素的吸收速度不一样，前臂以及腹壁比臀部和大腿吸收速度要快，也就是说注射在前臂或腹部，更容易发生低血糖。

■多次在同一个部位注射，易出现皮下脂肪增生而产生硬结，并导致该部位胰岛素吸收率下降，吸收时间过长，令血糖控制不稳定。换至正常部位注射等剂量胰岛素时，会使血糖骤然降低，而发生低血糖。

■如果注射胰岛素后立即泡澡或洗热水澡，或过度揉搓注射肢体，可加快胰岛素的吸收，也易发生低血糖。

控制好胰岛素的使用

胰岛素的使用可以帮助患者达到最适血糖水平，延缓并减少并发症的发生。但在使用胰岛素或胰岛素促泌剂时，应从小剂量开始，逐渐增加剂量，谨慎地调整剂量。如使用过程中出现反复低血糖时，应积极寻找原因，调整胰岛素的治疗方案和用量。

低血糖是注射胰岛素最常见的不良反应

注射胰岛素是部分患者发生低血糖的重要原因之一。部分患者由于胰岛功能明显减退而血糖波动较大，当胰岛素注射剂量增加时，血糖降低过快，从而突然出现低血糖症状。长期使用胰岛素治疗者，如低血糖频繁发生，会导致症状不明显，甚至发生无症状性低血糖。尤其是老年糖尿病患者，常因发现不及时而导致严重后果，特别是夜间低血糖较为常见。此时，应对胰岛素使用剂量做相应调整。

调整胰岛素用量要求饮食、运动量要固定

在饮食和运动量比较固定的情况下，才能调整好胰岛素的剂量，如果饮食、运动、胰岛素三方都处在变量的情况下，胰岛素用量很难调节好。注意做到以下几点：

❶ 注射胰岛素剂量要准确。

❷ 注射胰岛素后一定要定时、定量吃饭。

❸ 注射胰岛素后不宜马上进行体育锻炼，不要贸然加大运动量。

针对不同人群，调整血糖控制目标

　　有严重低血糖史或反复发生低血糖者，以及糖尿病多年并伴有大血管及微血管并发症者，应调整糖尿病的治疗方案，适当调整血糖控制目标。尤其是近期发生过低血糖意识障碍者，应适当放宽短期内的血糖控制目标。

　　老年人神经反应迟钝，容易发生"未察觉的低血糖"，即血糖虽然很低了，但没有心悸、冷汗等症状，有可能直接造成低血糖昏迷。所以，老年人控糖不宜太严。

老年糖尿病患者血糖控制目标参考

年龄	身体状况	糖化血红蛋白	空腹血糖（毫摩尔/升）	餐后2小时血糖（毫摩尔/升）
60~70岁	体质好，没有低血糖风险，没有明显的小血管并发症	<7%	≤6.2	<8.0
70岁以上	有心脑血管并发症，或经常出现低血糖	7%~7.5%	7~9	8.0~11.1
	已出现严重的心脑血管及肾损害	<9%	≤9	<15

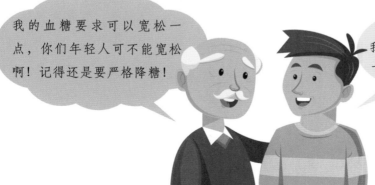

我的血糖要求可以宽松一点，你们年轻人可不能宽松啊！记得还是要严格降糖！

记住了！我的血糖标准是空腹6.1以下，餐后2小时8以下，糖化血红蛋6.5以下

小心夜间低血糖

夜间1~3点，是低血糖发生的高危时刻。如果夜间熟睡时出现头晕、出汗、全身发抖、手脚抽搐甚至昏迷的状况，而周围无人，没有及时抢救，很可能会危及生命。胰岛素治疗中的低血糖致死事件大多发生在夜间。

夜间睡眠时的低血糖常出现在治疗方案调整过程中，或在调整胰岛素用量、服用β受体阻滞剂、停用激素类药物等期间。

使用预混胰岛素时，中、短效胰岛素剂量的比例不当，如中效胰岛素比例过大，中效胰岛素的作用高峰在凌晨，易出现夜间低血糖。如果出现夜间低血糖的情况，应及时向医生反映，调整胰岛素配比及用量。

为了预防夜间低血糖的发生，患者应注意以下几点。

❶ 糖尿病患者睡觉前，最好在床头触手可及的地方放些糖水、饼干、糖果等救急食物，以备不测。独居老人要把电话、手机放在床头，便于与外界联系自救。

❷ 晚餐进食少、晚饭后活动量过多者，在晚上8~9点最好加餐一次（如吃些饼干、酸奶、牛奶等），可有效预防夜间低血糖的发生。

❸ 如果白天尿量多、尿糖多时，夜间常会发生低血糖，应提高警惕。

❹ 发生过夜间低血糖者，最好能监测夜间2~3点的血糖值，给医生调整治疗方案和用药剂量提供依据。

定时定量进餐

糖尿病患者一定要保证每天定时定量进餐。如果注射了胰岛素或服用了降糖药物后，未按时进餐或者进食过少，就容易发生低血糖。

进餐要有一定的主食量，不能因为害怕血糖高就不吃主食。

糖尿病患者最好少食多餐，如果在餐后3~4小时没有进食的话，血糖容易快速下降。

晚上临睡前适当加餐，可预防夜间及清晨发生低血糖。

注射了胰岛素就一定要按时吃饭，否则会发生严重低血糖。如果进餐量减少，则应相应减少胰岛素或降糖药物剂量。有可能误餐时应提前做好准备，不进餐，就不服药或不注射短效胰岛素。

饮酒前先吃点东西

糖尿病患者最好少喝酒。大量饮酒，尤其是空腹饮酒，都是低血糖发生的诱因。如果遇到实在推脱不了的酒席宴请，切记做到以下几点。

❶ 喝酒前要先吃些含糖食物或高蛋白食物，如酸奶、豆腐干、凉拌小菜或主食等填一下肚子，避免空腹饮酒。

❷ 要控制好饮酒量。每周饮酒不超过2次，每次饮酒量不应过多（详见第27页）。

■一般来讲，注射胰岛素剂量越大越容易出现低血糖。

■早上空腹血糖偏低，是因为晚餐前的胰岛素或睡前的胰岛素剂量过大，影响到夜间和清晨空腹血糖，所以，应该减少晚餐前或睡前的胰岛素使用量。

■餐前低血糖最常见的诱因是进食不足或运动量过大。而餐后低血糖主要是因进食延迟、餐后呕吐、饮酒或未进主食所致。

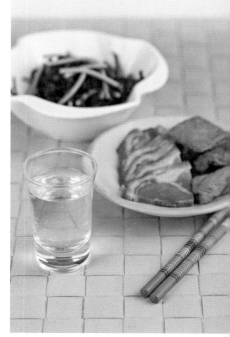

运动量不宜过大

运动对降糖有益，但也要量力而行，适可而止，如果运动量太大，持续时间较长，反而容易增加低血糖的风险。尤其是注射胰岛素者，在体内胰岛素相对过多时，运动使肌肉摄取和利用葡萄糖增加，血糖降低，可诱发低血糖，需特别提高防范意识。

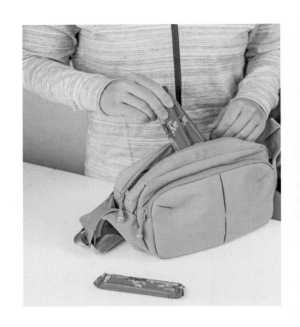

① 运动应保持规律，运动量稳定、合理，不要贸然加大每日运动量。如果加大运动量，应相应减少胰岛素及口服药物的用量。

② 运动前可以吃些零食或加餐，以预防低血糖的发生。

③ 如果是外出活动或旅行，有时看似运动量不大，但舟车劳顿、精神紧张，也会造成热量消耗增加，出现低血糖状况，应及时加餐，以防意外。

④ 应避免早晨空腹运动。一般在餐后半小时或1小时开始运动，避免在胰岛素作用高峰时运动。

⑤ 选择适合自己体力状况的运动项目，不要参加消耗过大的剧烈运动，避免出大力、流大汗，以防意外。

随身准备些饼干或糖果

糖尿病患者最好随身携带一些糖果、饼干或高糖饮料（如可乐、果汁等），一旦发生低血糖，可以马上补充糖分自救。外出前一定要检查一下是否携带了食物。

外出开车时，如果出现了轻微低血糖症状，一定要靠边停下车，吃些含糖食物或喝些糖水，等感觉症状缓解了再继续开车。千万不可硬撑着，否则，手发抖加上意识不清，随时都可能发生危险，这样开车不仅自己很不安全，也容易给他人造成伤害。

外出时身上放张急救卡

发生过低血糖状况的老年糖尿病患者，家人最好能自制一张"急救卡"，放在他出门穿的衣服口袋里或交通卡、老人证等证件卡包内，以防不测。

有低血糖史者单独外出时，万一出现低血糖，能吃些东西及时休息、自救是最好的，但也可能会发生没力气说话，甚至意识障碍、行为失常、无法正常交流等自己难以控制的状况，严重者突然发生昏迷，更是来不及自救。此时，一张小小的卡片能让路人了解你的病情，及时救助，争取抢救时间。

急救卡示例（正反面）

按这个样式、大小，填写清楚内容后，剪下来，从中间对折，放入随身衣兜或卡包内即可。这张卡片能让路人和医生更快、更准确地判断病情，及时救治并联系家人。

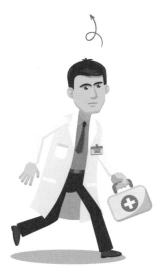

我有糖尿病低血糖史

如果您发现我有神志不清、行为异常或头晕昏迷的情况，可能是低血糖发作。请尽快送我到附近的医院抢救，同时按背面的地址、电话通知紧急联系人。

感谢您的帮助！

紧急电话：

紧急联系人：

家庭住址：

姓名：   常用医院：

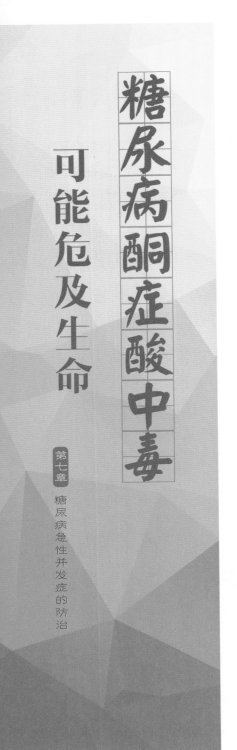

糖尿病酮症酸中毒可能危及生命

糖尿病为什么会发生酮症酸中毒

糖尿病酮症酸中毒（DKA）是由于胰岛素严重缺乏和升糖激素不适当升高引起的糖、脂肪和蛋白代谢严重紊乱综合征。

酮症酸中毒的关键原因是体内胰岛素严重缺乏。因此，1型糖尿病有发生酮症酸中毒的倾向，2型糖尿病在许多诱因的作用下，也可发生酮症酸中毒。这些诱因常会使升糖激素增多，体内胰岛素严重不足，导致葡萄糖利用障碍、脂肪快速分解而生成大量酮体，最终引起酮症酸中毒。

酮症酸中毒的常见诱因

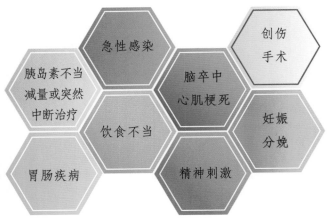

急性感染

创伤手术

胰岛素不当减量或突然中断治疗

脑卒中心肌梗死

妊娠分娩

饮食不当

胃肠疾病

精神刺激

因此，对于2型糖尿病患者，避免这些诱因，是预防发生酮症酸中毒的关键因素。

轻者不适，重者昏迷，
酮症酸中毒有多可怕

酮症酸中毒主要表现为高血糖、高血清酮体和代谢性酸中毒，有轻度、中度和重度之分。酮症酸中毒常呈急性发病，若未能及时救治，可造成脱水、酸中毒、电解质紊乱，严重者循环衰竭、昏迷甚至死亡。疾病发展一般有以下过程。

◉ 在酮症酸中毒发病前数天，可有多尿、烦渴多饮、口干便秘和乏力加重等表现。

◉ 失代偿阶段出现食欲减退、恶心、呕吐、腹痛，常伴头痛、烦躁、嗜睡等症状，呼吸深快，呼气中有烂苹果味（丙酮气味）。

◉ 病情进一步发展，出现严重失水现象，尿量减少、皮肤黏膜干燥、眼窝凹陷、心率加快、血压下降、四肢厥冷，极度虚弱、无力。

◉ 到晚期，神志改变，意识障碍，淡漠或反射迟钝甚至消失，终至昏迷。

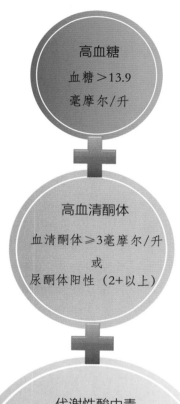

高血糖
血糖＞13.9
毫摩尔/升

高血清酮体
血清酮体≥3毫摩尔/升
或
尿酮体阳性（2+以上）

代谢性酸中毒

程度	动脉血pH	精神状态
轻度	＜7.3	清醒
中度	＜7.2	清醒/嗜睡
重度	＜7.1	木僵/昏迷

以上3个条件都具备，即为酮症酸中毒。仅有酮症而无酸中毒称为糖尿病酮症。

酮症酸中毒的治疗原则

1 尽快补液以恢复血容量，纠正失水状态。
2 降低血糖。
3 纠正电解质及酸碱平衡失调。
4 积极寻找和消除诱因，防治并发症，降低病死率。
5 对单有酮症者，需适当补充液体和胰岛素治疗，密切观察病情，定期查血糖、血酮，调整胰岛素剂量，直到酮体消失。

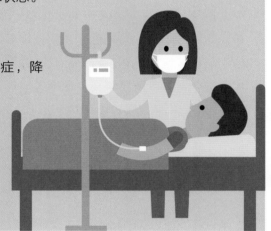

发病时要卧床休息，配合治疗

1 酮症酸中毒发作时，患者要绝对卧床休息，并注意保暖，配合医院输液治疗。鼓励清醒患者多饮水。
2 家属要配合护士，密切观察病情变化，如精神状态、呼吸、心率、血压、尿量等。
3 每小时测定血糖、尿酮、电解质，随时调整胰岛素、血钠、血钾的情况。要记录各种数据的变化，尤其是血糖下降速度，当血糖降至13.9毫摩尔/升时，及时告知医生，以便调整治疗用药。尿酮消失时也应及时通知医生。
4 详细记录24小时出入液体量和胰岛素的用量，以作补液量的参考。
5 按时清洁口腔，保持皮肤清洁，定时翻身，预防褥疮和继发感染。

发病时要及时补液，改善失水状态

补液是首要治疗措施，尤其对重症酮症酸中毒患者十分重要。

糖尿病酮症酸中毒时多有不同程度的脱水。一方面，高血糖、血酮体增高状态会引起大量水分丢失；另一方面，食欲不振、恶心呕吐、蛋白质分解增加、产生大量酸性产物，也会造成大量水分流失。脱水会导致血容量不足，组织微循环灌注不良，此时，胰岛素无法正常发挥功能。所以，只有补液后再补胰岛素，才能发挥最佳降糖效果。此外，对于中老年患者来说，脱水还可能引起缺血性脑梗死，甚至可能会形成脑栓塞。

脱水不重、酸中毒较轻、无循环衰竭、无尿少尿、神志清醒者，可鼓励多喝水（建议喝淡盐水：1000毫升水加9克盐），并给予小量胰岛素皮下注射即可缓解。

中重度酮症酸中毒者一般要先使用生理盐水。它不只能快速补充身体内流失的水分，纠正失水状态，恢复血容量和肾灌注，而且有助于缓解高血糖状态，清除酮体。

使用胰岛素，快速稳定血糖

一般可通过小剂量短效胰岛素连续静脉滴注的方法来降低血糖。此法既可对酮体生成产生抑制，又不致引起低血糖、低血钾、脑水肿等，最为安全、有效。

治疗过程中需监测血糖、血清酮体或尿酮体，并根据血糖或血糖下降速度调整胰岛素用量。

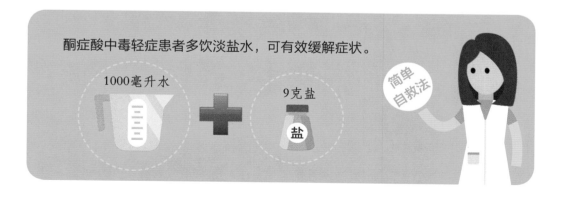

酮症酸中毒轻症患者多饮淡盐水，可有效缓解症状。

1000毫升水 ＋ 9克盐 盐

简单自救法

补钾可纠正
电解质紊乱

在糖尿病酮症酸中毒早期，由于呕吐或腹泻等原因，会造成体内钾不足。用大剂量胰岛素治疗糖尿病酮症酸中毒时，也易发生低钾血症。血钾偏低，容易出现心律失常、乏力、心衰、心脏骤停及呼吸肌麻痹等表现。

所以，在开始胰岛素及补液治疗后，若患者的尿量正常（>40毫升/小时），血钾<5.2毫摩尔/升时，即应静脉缓慢补钾，以保证血钾在正常水平，维持酸碱平衡，纠正电解质紊乱。

适当补碱，
纠正酸碱平衡失调

酮症酸中毒患者在注射胰岛素后会抑制脂肪分解，进而纠正酸中毒，一般无须额外补碱。

但严重的代谢性酸中毒可能会引起心肌受损、脑血管扩张、严重的胃肠道并发症以及昏迷等严重并发症。

因此，对于血pH<7.1的患者，可以考虑适当补碱治疗，纠正酸碱平衡失调的情况。补碱一般是补充等渗碳酸氢钠液。

治疗中需加强复查，防止过量。每2小时测定1次血pH值，直至其维持在7.1以上。

🔔 血pH≥7.1者没有必要补碱。

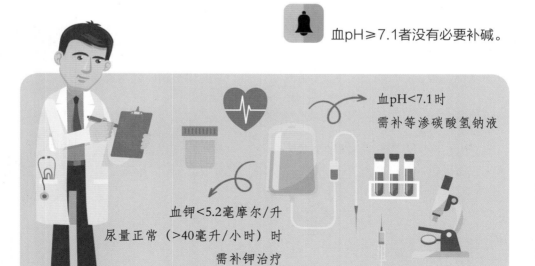

血pH<7.1时
需补等渗碳酸氢钠液

血钾<5.2毫摩尔/升
尿量正常（>40毫升/小时）时
需补钾治疗

防病需监测血糖，去除发病诱因

糖尿病酮症酸中毒如能早发现，及时治疗，效果较好。但最重要的还是预防其发生。

监控血糖水平

研究显示，当随机血糖超过19.05毫摩尔/升（血清酮体≥3毫摩尔/升）时，可预警酮症酸中毒。所以，预防酮症酸中毒的发生应密切关注血糖水平。

如有过酮症酸中毒发作史，应详细记录发病过程、血糖及血清酮体水平、治疗方法，以及发病原因、准确时间等情况，以帮助医生判断病情，调整药物，预防下次发作。

严防感染

对于可能引起发病的诱因及并发症，要积极去除和治疗，如休克、感染、心力衰竭和心律失常、脑水肿和肾衰竭等。糖尿病患者尤其要严防感染，如发生肺炎、泌尿系统感染、坏疽等感染时，容易诱发酮症酸中毒。所以，日常生活中应注意卫生，增强体质，预防各类感染的发生。如果出现了感染，必须尽早治疗，莫等其日渐严重，诱发酮症酸中毒。

正规治疗糖尿病，不可随意停药或减药

有些糖尿病患者未经正规降糖治疗，长期高血糖，往往一发现就是酮症酸中毒。因此，不能听任血糖长期偏高而不管，要积极进行降糖治疗。

糖尿病治疗不当，如胰岛素治疗中断或不适当减量、降糖药突然停用或用量不足，都有可能诱发酮症酸中毒。所以，正在进行药物治疗者切不可随意减少药量，更不能中断治疗。

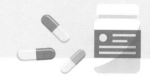

饮食控制不可少

饮食控制仍是不可松懈的一环。即便已经服用了降糖药物，仍应严格控制饮食，不可暴饮暴食或大量进食水果、甜品、含糖饮料或淀粉类食物。

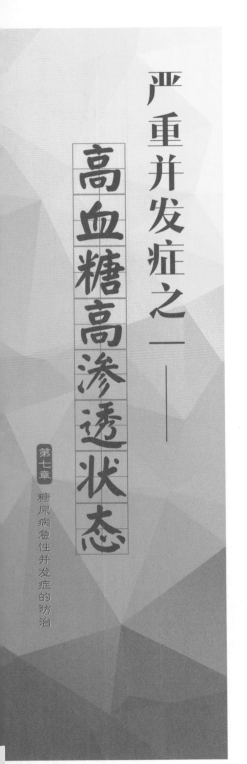

严重并发症之一——

高血糖高渗透状态

起病隐匿，病程慢，病情重

高血糖高渗透状态（HHS）是糖尿病的严重急性并发症之一，临床以严重高血糖而无明显酮症酸中毒、血浆渗透压显著升高、脱水和不同程度的意识障碍或昏迷为特征。

本病常伴发急性感染、重度心力衰竭、肾衰竭、急性心肌梗死、脑梗死等，死亡率通常在40%以上。即便抢救成功，也往往预后不良，十分凶险。

诊断高血糖高渗透状态的参考标准

■血糖≥33.3 毫摩尔/升

■有效血浆渗透压≥320毫渗/升

■血清碳酸氢根（HCO_3^-）≥18毫摩尔/升或动脉血pH≥7.30

■尿糖呈强阳性，而血清酮体及尿酮体阴性或为弱阳性（尿酮、血酮：微量）

■阴离子间隙<12毫摩尔/升

■精神状态：意识障碍 / 昏迷

高血糖高渗透状态起病隐匿，病程较慢，一般从开始发病到出现意识障碍需要1~2周，偶尔急性起病。

开始发病时，常先出现口渴、多尿和乏力等糖尿病症状，或原有症状进一步加重，以口渴最为明显，多食不明显，有时甚至厌食，很容易被忽视。

随着病情逐渐加重，出现典型症状，主要表现为以下两种症状和体征。

明显口渴，严重脱水，精神恍惚，甚至昏迷。

严重脱水症状

出现眼窝深陷、皮肤重度干燥缺乏弹性、黏膜干燥、心率及呼吸加快、血压下降甚至休克、尿量减少，甚至无尿。

神经系统症状

当血浆渗透压>320毫渗/升时，即可出现精神症状，如烦躁、淡漠、嗜睡、精神恍惚、反应迟钝等。

当血浆渗透压>350毫渗/升时，可出现定向力障碍、幻觉、上肢拍击样粗震颤、癫痫样发作、偏瘫、偏盲、失语、视觉障碍，甚至昏迷。很容易被误诊为中风。

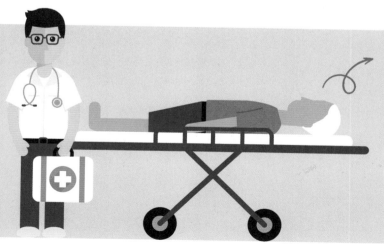

60岁以上的老年糖尿病患者更易发生，后果更严重。

老年2型糖尿病患者要提高警惕

高血糖高渗透状态多发于60岁以上的老年2型糖尿病患者，也有不少人发病前无糖尿病史，或仅有轻度症状及糖耐量减低。由于高血糖及血渗透压大，患者很容易发生昏迷，发病时死亡率极高，预后也较差。

🔔 无糖尿病史者常被误诊为脑血管病或其他神经系统疾病而耽误了治疗，应多加小心。

凡中老年患者，无论有无糖尿病史，如发生不明原因的明显脱水、神志不清、昏迷不醒时，一定要测血糖。如血糖正常，再判断是否为其他疾病引起的。

患有2型糖尿病的中老年人，如未经饮食控制和正规治疗，近期内发生多饮、多尿症状突然加重，精神萎靡、倦怠嗜睡者，除考虑酮症酸中毒外，还应警惕高血糖高渗透状态的发生。

如何快速分辨低血糖、酮症酸中毒和高渗透状态

由于这3种急性并发症都有意识障碍、昏迷的问题，容易分辨不清。那么，在轻症发作或送医急救之前，如何简单判断呢？

急症类型	低血糖	酮症酸中毒	高血糖高渗透状态
血糖值（毫摩尔/升）	≤3.9	13.9~33.3	≥33.3，可达66.6
外表状态	不脱水	有脱水症状，多伴有恶心、呕吐	口渴明显，严重脱水，嗜睡，昏迷
病程	发病很快	数小时起病	病程较慢，1~2周
患者情况	糖尿病长期药物治疗者	有糖尿病患者合并感染、胰岛素停药或中断等诱因	年龄较大（60岁以上）的糖尿病患者
轻症自救措施	吃高糖食物，喝糖水	大量喝淡盐水	大量喝淡盐水

发病时的治疗原则

糖尿病患者一般都有家用血糖仪，如发生急症时，最有效的方法是先测一下血糖，判断是低血糖引起的，还是高血糖引起的。在很难判断病因时，不要盲目采取措施，因为高血糖与低血糖引起急症的自救及治疗方法是完全不同的。

如果患者意识已经丧失，应将患者放平，解开衣领，保证呼吸道通畅，并立即送至医院抢救。

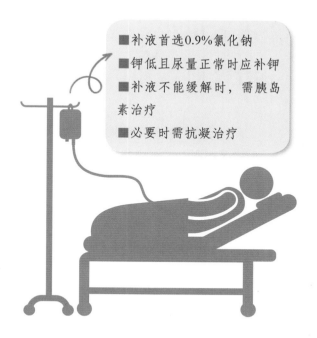

- 补液首选0.9%氯化钠
- 钾低且尿量正常时应补钾
- 补液不能缓解时，需胰岛素治疗
- 必要时需抗凝治疗

必要时需胰岛素治疗及抗凝治疗

积极补液，纠正脱水

与糖尿病酮症酸中毒的治疗方法相似，由于患者严重脱水，必须马上补液。而且，补液本身即可使血糖下降。补液首选0.9%的氯化钠，补液量及速度根据患者脱水程度、电解质水平、血渗透压、尿量等调整，以纠正水、电解质和酸碱失衡。

补钾可保护心脏

高血糖高渗透状态患者体内有不同程度的钾缺失，补钾原则、目的与糖尿病酮症酸中毒的治疗相同，是为了避免因低血钾症而出现心衰等危症。

当单纯补液不能缓解高血糖状态时，需开始启用胰岛素治疗。其原则与治疗酮症酸中毒大致相同，一般为小剂量胰岛素持续静脉输注。高渗状态得到纠正后，可适当进食，停止静脉输注胰岛素，改为皮下注射治疗，或恢复发病前所用的口服降糖药。

由于高渗状态使血液浓稠、血黏度增高，高钠血症及抗利尿激素分泌的增多可促进血栓形成，所以，高血糖高渗透状态患者发生静脉血栓的风险显著高于酮症酸中毒患者。为防治动静脉血栓及弥散性血管内凝血，必要时应进行抗凝治疗。

小心用药，
治疗时告知医生

一些治疗其他疾病的药物会影响人体糖代谢，如在进行以下治疗及用药时，要提高警惕。

药物

■ 肾上腺皮质激素
■ 糖皮质激素
■ 利尿剂、脱水剂（噻嗪类利尿剂、甘露醇类脱水剂）
■ β 受体阻滞剂（普萘洛尔等）

长期使用或短期大量使用以上药物，可能导致血糖增高，从而诱发高血糖高渗透状态。

静脉输入营养液

有些治疗时需用高糖（高浓度葡萄糖）输液、完全性静脉高营养、含糖溶液等，均会导致血糖显著升高。

透析

血液透析或腹膜透析易使人体脱水过多，血液浓缩导致血糖增高，也可能加重高渗状态，是高血糖高渗透状态发生的诱因之一。

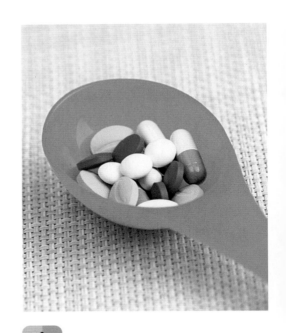

🔔 因此，糖尿病患者在治疗其他任何疾病时，一定要事先告知医生，自己的血糖状况、服用何种降糖药，以免医生误用导致升糖的药物。

各种应激、急性感染时，
小心发病

高血糖高渗透状态的预防极为重要。因为一旦发病就有生命危险，即便恢复过来，身体也会受到极大损害。

感染

在诱发高血糖高渗透状态的因素中，以感染最为常见，大部分患者发病时伴发局部或全身性感染。尤其是呼吸系统感染、尿路感染、胃肠道感染等，是老年患者病情诱发或加重的主要原因。

因此，老年糖尿病患者平时要注意合理起居，适当锻炼，增强免疫力，并加强个人卫生，避免过度劳累，以防止各类感染的发生，去除致病诱因。

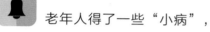 老年人得了一些"小病"，如感冒、肺炎、尿路感染、足疮等，千万不要等闲视之，任其发展，觉得过几天自然就好了，一定要及时治疗，预防小病变大病。应用强有力的广谱抗生素，及早控制感染。

应激

外伤、手术、心肌梗死、脑卒中、急性胰腺炎、消化道出血、尿毒症、中暑或低温等应激状态，也容易诱发高血糖高渗透状态的发生，极大增加了死亡率。如要预防，就要积极治疗心血管疾病及出血性疾病。

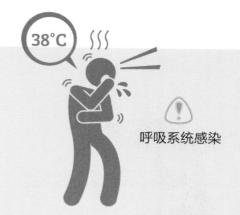

呼吸系统感染

老年人感冒发烧、咳嗽、咽痛、肺炎等都要早防早治，不可拖延。

泌尿系统感染

泌尿系统感染并引起尿频、尿急、尿痛、发烧、腰痛，需积极治疗，避免其反复发作。

胃肠道感染

老年人如有腹泻、恶心、呕吐及腹痛等胃肠炎，易导致脱水和电解质紊乱，诱发高渗透状态。

每日喝足水，
排够尿

饮水不足也是诱发高血糖高渗透状态的原因之一。尤其是老年人，口渴中枢敏感下降，主动喝水不足，或由于卧床、意识障碍等原因喝水不足，都会导致脱水和血液浓稠。

此外，如有炎热多汗、中暑、发热、严重呕吐、腹泻等引起失水过多的状况时，也容易诱发高血糖高渗透状态的发生。

注意多喝水

1. 糖尿病患者只要没有肾病、心衰，一定不要限制饮水，以免造成脱水和血液浓缩。
2. 记得定时定量喝水，保证每天7~8杯水，约1500~2000毫升，口渴严重者可增加到2500毫升。
3. 建议多饮温白开水，切忌喝大量糖水或含糖饮料解渴。
4. 夏天天气炎热、出汗较多时，一方面要及时降温，保持体感舒适，避免大汗淋漓，另一方面要加大饮水量，可适当饮用淡盐水。

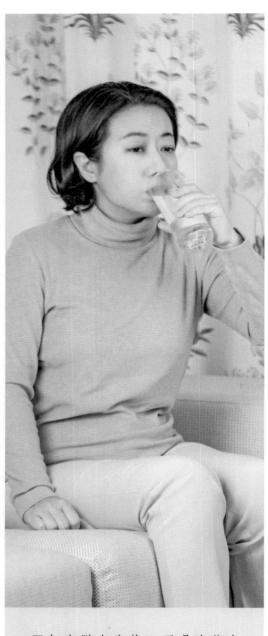

■如有脱水症状，可喝淡盐水（1000毫升水加9克盐）。

■切忌喝糖水！

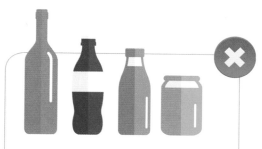

可乐等碳酸饮料、各类果汁、果酒、奶茶均为高糖饮料，勿饮为佳。

注意排尿量

当觉得排尿量有异常（过少）时，糖尿病患者最好能准备一个尿壶，记录一下全天（24小时）的排尿量。在保证饮水量的同时，排尿量应略低于饮水量。一旦出现少尿甚至无尿的情况，则可能已出现高渗透脱水症状。

定期监测血糖，
血糖平稳是最好的预防

定期监测血糖水平，仍是最佳预防方法。有些人血糖水平长期偏高，却不重视、不治疗，自行减药等。不少人根本不知道自己的血糖状况，已患糖尿病多年而不自知，一旦发病就是急症。因此，提高对糖尿病的警惕，早发现、早控制、早治疗非常关键。

■ 正常排尿量：正常人全天（24小时）排尿量为1000~2000毫升，平均为1500毫升。

■ 多尿：全天尿量超过2500毫升，常见于糖尿病、尿崩症、慢性肾炎、神经性多尿等的病人。

■ 少尿：全天尿量少于400毫升，多见于急性肾小球肾炎、肾功能不全、脱水、血液浓缩者。

■ 无尿：全天尿量少于100毫升，如急性肾功能衰竭、肾功能衰竭尿毒症期。

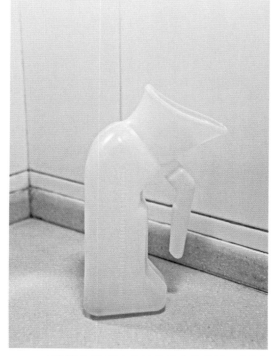

图书在版编目（CIP）数据

这本书能让你控制血糖.2，全面阻击糖尿病并发症 / 余瀛鳌，采薇主编．—北京：中国轻工业出版社，2020.11

ISBN 978-7-5184-3099-4

Ⅰ．①这… Ⅱ．①余…②采… Ⅲ．①糖尿病-防治 Ⅳ．① R587.1

中国版本图书馆 CIP 数据核字（2020）第 135863 号

责任编辑：由　蕾　　责任终审：张乃东　　封面设计：锋尚设计
版式设计：采　薇　　责任校对：朱燕春　　责任监印：张京华

出版发行：中国轻工业出版社（北京东长安街 6 号，邮编：100740）

印　　刷：北京博海升彩色印刷有限公司

经　　销：各地新华书店

版　　次：2020 年 11 月第 1 版第 1 次印刷

开　　本：720×1000　1/16　印张：12

字　　数：200 千字

书　　号：ISBN 978-7-5184-3099-4　定价：45.00 元

邮购电话：010-65241695

发行电话：010-85119835　传真：85113293

网　　址：http://www.chlip.com.cn

Email：club @ chlip.com.cn

如发现图书残缺请与我社邮购联系调换

180615S2X101ZBW